Katharina Vollmeyer und Susanne Fricke

Die eigene Haut retten

Hilfe bei Skin Picking

Katharina Vollmeyer und Susanne Fricke

Die eigene Haut retten

Hilfe bei Skin Picking

BALANCE ratgeber

Katharina Vollmeyer und Susanne Fricke:
Die eigene Haut retten. Hilfe bei Skin Picking
BALANCE ratgeber

4. Auflage 2021
ISBN 978-3-86739-277-8
ISBN E-Book (PDF) 978-3-86739-278-5
ISBN E-Book (PDF) 978-3-86739-279-2

Bibliografische Information der Deutschen Nationalbibliothek
Die Deutsche Nationalbibliothek verzeichnet diese Publikation in der Deutschen Nationalbibliografie; detaillierte bibliografische Daten sind im Internet über http://dnb.d-nb.de abrufbar

Der BALANCE buch + medien verlag ist ein Imprint
der Psychiatrie Verlag GmbH, Köln.
www.balance-verlag.de

Lektorat: Karin Koch, Köln
Umschlagkonzeption: GRAFIKSCHMITZ, Köln, unter Verwendung eines Fotos von Seleneos / photocase.com
Typografie und Satz: Iga Bielejec, Nierstein
Druck und Bindung: AZ Druck, Kempten

Die Störung hat endlich einen Namen

Liebe Leserin, lieber Leser,

wer an Skin Picking leidet, fühlt sich mit dieser Krankheit meist allein. Niemand sonst scheint dieses Problem zu haben. Die Betroffenen spüren, dass etwas nicht stimmt. Die Handlungen verursachen einen hohen Leidensdruck; im Alltag wirken sie einschränkend und belastend. Doch im eigenen Umfeld und in den Medien scheint dieses Problem bisher kaum vorzukommen. Die Folge: Man hat keine Ansprechperson und auch einem selbst fehlen die Worte, um das Kratzen, Drücken und Quetschen der Haut beim Namen zu nennen.

Viele Betroffene leiden daher stumm, oft über Jahre oder gar Jahrzehnte. Sie fühlen sich »nicht normal« und verstehen nicht, warum sie sich nicht einfach »zusammenreißen« und das »Knibbeln« nicht einfach lassen können. Und Menschen im Umfeld äußern gut gemeinte, aber wenig hilfreiche Ratschläge wie »Hör doch einfach damit auf«.

Umso überraschender ist es dann für viele, wenn sie erfahren, dass es für ihr Problem einen Namen gibt. Und nicht nur einen. Im Deutschen spricht man von Dermatillomanie. Dieser Begriff kommt aus dem Griechischen und setzt sich zusammen aus Derma (= Haut), tillein (= rupfen) und Mania (= Begeisterung, Wahnsinn). Ähnliche Bedeutung haben auch das englische Skin Picking oder Neurotic Excoriation oder das französische Acne Excoriée. Auch handelt es sich nicht um ein erst kürzlich entdecktes Phänomen. Bereits im Jahre 1875 sprach zum ersten Mal der englische Arzt Sir Erasmus Wilson von »neurotic excoriation«. In Frankreich wurde seit Längerem beobachtet, dass vor allem junge Mädchen im Pubertätsalter an dieser Erkrankung leiden. Daher der Begriff »Acne excoriée des jeunes filles« (Kratz-Akne bei jungen Mädchen). Wir haben uns entschieden, in diesem Buch hauptsächlich den englischen Namen Skin Picking zu verwenden, weil dieser Begriff in der deutschsprachigen Selbsthilfeszene am häufigsten benutzt wird.

Obwohl in der Fachliteratur schon lange beschrieben, machen Betroffene weiterhin die Erfahrung, dass selbst Professionelle die Erkrankung nicht kennen: Entweder werden die Wunden von Ärzten zwar gesehen, aber nicht weiter thematisiert, oder sie werden wie eine klassische Akne behandelt; manche Betroffene berichten von sehr kritischen oder gar verächtlichen Reaktionen auf ihre selbst verursachten Verletzungen. Auch unter Psychotherapeutinnen ist Skin Picking bisher kaum bekannt. Zwar profitieren viele Betroffene sehr von einer Psychotherapie hinsichtlich anderer Problembereiche in ihrem Leben, Skin Picking hingegen wird meist nicht thematisiert.

Erfreulicherweise gibt es aber in den letzten Jahren viele positive Entwicklungen. Im Internet haben sich Foren gebildet, in denen sich Betroffene austauschen und gegenseitig Trost, Tipps und seelische Unterstützung geben. Bloggerinnen berichten offen über ihre Erkrankung, und auch auf YouTube gibt es viele Beiträge zu Skin Picking. Immer wieder einmal wird das Thema in Zeitschriften aufgegriffen und dazu Artikel veröffentlicht. Auch findet sich vermehrt fachliche Literatur zu Dermatillomanie. Auf dem Gebiet der psychotherapeutischen und psychiatrischen Behandlung sind ebenfalls positive Entwicklungen zu sehen: Seit 2015 gilt Dermatillomanie offiziell als Diagnose. Außerdem gibt es mittlerweile Untersuchungen zu passenden Behandlungstechniken, einige Studien zu Medikamenten, und in einzelnen Städten wurden spezielle Anlaufstellen für Betroffene eröffnet.

Trotz dieser insgesamt positiven Entwicklung ist das Thema Skin Picking weithin unerschlossen. Die Forschung steht im Vergleich zu anderen psychischen Erkrankungen noch am Anfang, Fachliteratur ist oft nur schwer zugänglich und für Laien nur schwer verständlich. Therapieangebote sind viel zu selten, und auch in den Medien wird bisher noch zu wenig darüber berichtet. Betroffene sind insgesamt immer noch viel zu oft auf sich allein gestellt.

Aus diesem Grund haben wir uns entschieden, dieses Buch zu schreiben. Ein wichtiges Anliegen ist uns, allgemein verständliche Informationen über diese Erkrankung zu geben: Wann spricht man überhaupt von Skin Picking? Wie kann man Skin Picking von »alltäglichem Pulen und Kratzen« unterscheiden? Und wie von anderen Erkrankungen? Warum hat man überhaupt diesen Drang zu knibbeln? Und was steckt dahinter? Fragen, die viele Betroffene bewegen und zu denen ein großes Informationsbedürfnis besteht.

Darüber hinaus erfahren Sie, was Sie selbst tun können, wenn Sie betroffen sind. Wir möchten Sie mit verhaltenstherapeutischen Techniken vertraut machen, die Sie in Eigenregie anwenden können und die Ihnen helfen, weniger zu kratzen. Außerdem möchten wir Ihnen zeigen, was Sie tun können, damit es Ihnen insgesamt besser geht, denn die meisten Betroffenen haben festgestellt, dass sie ihre Haut weniger bearbeiten, wenn es ihnen insgesamt besser geht. Sie werden lesen, was Sie für Ihre Haut tun können, um den Schaden möglichst gering zu halten. Sicherlich sind Ihnen viele Tipps schon bekannt, aber vielleicht erfahren Sie auch Neues, das Sie für sich nutzen können.

Wenn Sie merken, dass die Hilfe zur Selbsthilfe nicht ausreicht, so finden Sie in diesem Buch zusätzlich Informationen über weitere Behandlungsmöglichkeiten. Das, was Sie mit diesem Buch gelernt und ausprobiert haben, kann in einer späteren Therapie für Sie und Ihre Therapeutin sehr nützlich sein.

Unser Buch ist in erster Linie für Betroffene geschrieben. Es richtet sich aber auch an Angehörige und vertraute Menschen, denn sie haben oft ähnliche Fragen. Die Lektüre dieses Buches kann helfen, mehr Verständnis für die Krankheit zu entwickeln und den Umgang mit Betroffenen entsprechend zu erleichtern. Auch für Experten kann das Buch sehr informativ sein. Wir denken dabei vor allem an Psychotherapeutinnen und Hautärzte, die Betroffene behandeln und die spezifische Kenntnisse erwerben oder auffrischen möchten.

Wir hoffen, dass Sie sich nach dem Lesen dieses Buches nicht mehr allein mit Ihrer Erkrankung fühlen. Wir freuen uns, wenn Sie, liebe Leserin, lieber Leser, viele nützliche Informationen und gute Anregungen für sich finden.

Wir wünschen Ihnen viel Erfolg bei der Bekämpfung von Skin Picking und dem Aufbau von mehr Lebensqualität und Lebensfreude!

Katharina Vollmeyer und Susanne Fricke

Skin Picking – was ist das?

Von Skin Picking betroffene Personen berühren, reiben, kratzen oder quetschen Hautstellen. Sie folgen dabei einem starken inneren Drang, dem sie kaum Widerstand entgegensetzen können. Das Bearbeiten der Haut führt in der Regel zu beachtlichen Gewebeschäden und Schmerzen sowie zu großem Schamgefühl und starker Selbstabwertung. Darüber hinaus bedeutet die Erkrankung meist eine starke Beeinträchtigung im beruflichen und privaten Alltag.

In diesem Kapitel wollen wir Sie erst einmal damit vertraut machen, was genau unter der Erkrankung Skin Picking zu verstehen ist. Wir nennen Ihnen dazu zunächst ein paar Zahlen, beschreiben die Erkrankung näher und erläutern, welche negativen Folgen Skin Picking mit sich bringt. Des Weiteren behandeln wir die diagnostische Einordnung von Skin Picking, die Abgrenzung von alltäglichen Gewohnheiten und von ähnlichen Erkrankungen. Am Schluss fassen wir noch einmal das Wichtigste zusammen.

Zunächst ein paar Zahlen

Skin Picking kommt häufiger vor, als man denkt. Trotzdem ist die Erkrankung bisher weitgehend unbekannt. Statistiken, empirische Daten und Zahlen sind daher noch recht rar und die folgenden Angaben zur Häufigkeit nur als ungefähre Schätzungen zu verstehen. Außerdem liegen erst seit kurzer Zeit einheitliche Kriterien vor, um genau feststellen zu können, wann jemand unter Skin Picking leidet und wann nicht. Davor mussten Forscher eigene Definitionen für ihre Untersuchungen entwickeln, die sich zum Teil unterschieden, was sich auf die Vergleichbarkeit der Zahlen auswirkte. Erst für die Zukunft sind daher zuverlässigere Daten zu erwarten, weil es erst jetzt diese einheitliche Definition gibt (zur diagnostischen Einordnung siehe S. 36 ff.). Trotz dieser Einschränkungen liefern auch die vorläufigen Daten Hinweise, wie häufig Skin Picking ist.

Bei einer telefonischen Umfrage, die Nancy Keuthen mit ihrer Forschergruppe (2010) durchführte, gaben 1,4 % der über 2.500 befragten erwachsenen Amerikanerinnen und Amerikaner an, dass sie übermäßig ihre Haut bearbeiten und deswegen aktuell sehr belastet oder in wichtigen Lebensbereichen beeinträchtigt sind. 10 % (= 251 der Befragten) sagten, dass sie zumindest einmal in ihrem Leben so stark ihre Haut bearbeitet hatten, dass Hautverletzungen entstanden waren. Von diesen 251 Personen wiederum gaben 12 % an, dass sie dadurch sehr belastet waren. Knapp 5 % äußerten sogar, dass sie deswegen wichtige Aufgaben nicht wahrnehmen konnten. Hayes und Mitarbeitende (2009) fanden in ihrer Untersuchung ähnlich hohe Zahlen. Hier litten ca. 5 % (= 19 von 354 befragten Amerikanern) unter Skin Picking.

Neben diesen beiden Untersuchungen an US-Bürgerinnen und -Bürgern aus der Normalbevölkerung gibt es weitere Untersuchungen, in denen spezielle Gruppen befragt wurden, beispielsweise Psychologiestudentinnen und -studenten: 5 % aller deutschen Psychologiestudenten sind von behandlungsbedürftigem Skin Picking betroffen, wie Antje Bohne und ihre Kollegen herausfanden (2002). Ähnlich sind die Ergebnisse für amerikanische Psychologiestudenten, nämlich 4 % Betroffene (Keuthen und andere 2000). Außerdem sollen 2 % aller Hautarztpatienten unter Dermatillomanie leiden, wie Griesemer bereits 1978 feststellte.

Skin Picking tritt auch in Kombination mit anderen psychiatrischen Erkrankungen auf: 8 % aller erwachsenen Zwangskranken und 13 %

aller zwangskranken Kinder und Jugendlichen leiden gleichzeitig an Skin Picking (Grant u. a. 2006 und 2010). Besonders betroffen sind Menschen mit einer körperdysmorphen Störung. Dabei handelt es sich um eine Erkrankung, bei der sich Betroffene sehr stark mit einem (scheinbaren) äußerlichen Makel beschäftigen, der für Außenstehende gar nicht oder kaum erkennbar ist (siehe »Abgrenzung von ähnlichen Erkrankungen«). Ungefähr ein Drittel dieser Menschen sind gleichzeitig an Skin Picking erkrankt (Grant u. a. 2006).

Dass Skin Picking gar nicht so selten ist, spiegelt sich mittlerweile sehr deutlich im Internet wider. Es gibt etliche Plattformen zum Thema, Bloggerinnen, die sich offen zu ihrer Erkrankung äußern und Tipps geben, auch auf YouTube wird das Problem thematisiert. Es gibt Interviews, Berichte von Betroffenen, Austausch mit Leidensgenossinnen.

Unter den Betroffenen überwiegen klar die Frauen. Je nach Untersuchung beträgt der Frauenanteil 60 bis 90 %. Es ist allerdings nicht ausgeschlossen, dass der Männeranteil unterschätzt wird, da Männer im Allgemeinen seltener psychologische Hilfe in Anspruch nehmen als Frauen.

Die Erkrankung kann zu jeder Zeit auftreten, entwickelt sich jedoch besonders häufig in der späten Kindheit oder frühen Jugend, wie mehrere Untersuchungen belegen (z. B. Flessner & Woods 2006 sowie Wilhelm u. a. 1999). Nicht selten besteht am Anfang ein Zusammenhang mit Akne. Neben den seit Kindheit und Jugend Betroffenen gibt es eine zweite Gruppe, bei denen behandlungsbedürftiges Skin Picking zwischen 30 und 45 Jahren beginnt (Grant & Odlaug 2010).

Die Erkrankung ist nicht immer gleich präsent. Viele Betroffene berichten von guten und von schlechten Zeiten mit schwächerem und stärkerem Skin Picking. Manche erleben auch symptomfreie Zeiträume, wenn es ihnen richtig gut geht. Wird Skin Picking nicht behandelt, so besteht das Risiko, dass die Erkrankung chronisch wird. Zumindest dauert es oft viele Jahre, bis sich jemand aufgrund von Skin Picking in psychotherapeutische oder psychiatrische Behandlung begibt, und nur schätzungsweise knapp die Hälfte der Betroffenen nimmt überhaupt eine solche Behandlung in Anspruch. Grund hierfür ist häufig, dass sie sich schämen oder nicht wissen, dass die Erkrankung behandelt werden kann. Fachleute wiederum fragen oft nicht nach, ob jemand unter Skin Picking leidet, weil sie die Erkrankung einfach nicht kennen.

Beschreibung der Erkrankung

Skin Picking ist ein sehr vielgestaltiges Krankheitsbild: Die Art und Weise, wie die Haut bearbeitet wird, die darum herum stattfindenden Rituale und Verhaltensweisen, die Auslöser im Vorfeld und die Folgen können von Mensch zu Mensch sehr unterschiedlich sein. Wir möchten Ihnen daher im Folgenden einen Eindruck von der Erkrankung und ihren vielfältigen Erscheinungsformen geben.

CHARLOTTE* » Ich bin in der Regel eine Stunde am Tag damit beschäftigt, meine Haut zu zerstören. Am meisten bearbeite ich mein Gesicht, ein wenig die rechte und linke Halspartie, den Nacken, das Dekolleté, meinen Rücken, die Oberarme und meinen Po. Manchmal die Kopfhaut. Im Gesicht knibbel ich mit beiden Händen vor dem Spiegel. Die anderen Stellen bearbeite ich in der Regel mit einer Hand, wenn ich z. B. am Schreibtisch oder auf der Couch sitze.

* Die Namen der Betroffenen wurden von uns geändert. Ihre Berichte haben wir im Wesentlichen wörtlich übernommen, stellenweise haben wir jedoch zur Wahrung der Anonymität Details geändert oder weggelassen.

Das beginnt morgens im Bett, da sucht meine Hand schon nach Stellen, wo eine kleine Kruste abgezogen werden kann. Bin ich dann im Bad, kontrolliere ich mein Gesicht und finde meist auch ein paar Stellen, an denen ich mit beiden Händen herumdrücke. Während der Arbeit bin ich dann an der einen oder anderen Stelle noch mal dran. In der Mittagspause auch ein wenig. Dann sitze ich z. B. am Computer und kratze an meinem Rücken oder an den Oberarmen. Abends ist es am schlimmsten, weil ich dann nicht mehr aus dem Haus muss und ungeschminkt bleiben kann. Ich knibbele, drücke und ziehe kleine Hautfetzen ab. Vor dem Spiegel vergesse ich völlig die Zeit und bearbeite am Ende wieder die Hautstellen, mit denen ich angefangen habe. «

Viele Menschen, die nur gelegentlich an ihrer Haut »herumpulen«, können sich gar nicht vorstellen, dass es Menschen gibt, für die dieses »Herumpulen« keineswegs eine harmlose Angewohnheit, sondern ein großes Problem ist. Die Erkrankung Skin Picking ist mit alltäglichem Knibbeln und Kratzen nicht zu vergleichen: Sie nimmt sehr viel Zeit und Aufmerksamkeit in Anspruch, sie ist für Betroffene sehr belastend und führt oft zu starken Beeinträchtigungen im Alltag.

Sie knibbeln und pulen, kratzen, reiben, drücken oder quetschen ihre Haut. Sie folgen einem unwiderstehlichen Drang, dem sie kaum Widerstand entgegensetzen können. Dieser Drang ist ein wichtiges Merkmal der Erkrankung, er ist gewissermaßen untrennbar mit der Erkrankung verknüpft. Es ist, als ob das Denken aussetzt: Die Betroffenen schalten ab und geben sich völlig dem Bearbeiten der Haut hin. Warnende und rationale Gedanken sind in diesem Moment weitgehend machtlos, Gedanken an die negativen Konsequenzen existieren entweder nicht oder werden beiseitegeschoben und ignoriert. Erst wenn der ekstatische Schub nachlässt, findet eine Rückkehr in die Realität statt und auf das Getane wird meist mit Reue und Schuldgefühlen zurückgeblickt.

Bei den bearbeiteten Hautstellen handelt es sich vorwiegend um Hautunreinheiten wie Pickel oder Mitesser. Es können aber auch Insektenstiche, Entzündungen, Wunden, Narben oder Muttermale sein. Teilweise wird auch gesunde Haut bearbeitet. In der Regel ist nicht nur eine Hautpartie betroffen, sondern es gibt mehrere Bereiche, die bearbeitet werden. Am häufigsten betroffen ist das Gesicht, weil es leicht zu erreichen ist. Im Prinzip können aber alle Bereiche der Haut betroffen sein. Meist werden die Fingernägel oder Fingerspitzen verwendet, es werden aber auch Hilfsmittel wie Pinzetten, Nadeln oder andere spitze Gegenstände benutzt.

EMMA » Bin ich zu Hause und arbeite am Schreibtisch, so bin ich sehr oft und auch unbewusst damit beschäftigt, im Gesicht und am Dekolleté nach Unreinheiten zu suchen und diese auszudrücken oder aufzupulen. Dies geht buchstäblich bis aufs Blut. Ist etwas uneben, sprich entzündet oder verkrustet, muss ich so lange daran herumdrücken oder quetschen, bis ich das Gefühl habe, dass ›der Dreck‹ oder die Unebenheit weg ist. Je nach Art der Stelle ziehe ich den Schorf ab oder drücke Entzündungen, Unreinheiten oder Eiter heraus. Finde ich nichts oder kriege ich den ›Dreck‹ nicht heraus, kratze und drücke ich aggressiver. Es ist auch schon vorgekommen, dass ich mithilfe von ›Werkzeug‹ versucht habe, eine Unebenheit wegzubekommen. Die Stellen werden dann richtige Krater. «

Skin Picking kann bewusst durchgeführt werden oder auch völlig automatisch ablaufen. Betroffene beschreiben dann häufig ein Trance-Gefühl oder eine Art geistige Abwesenheit. Das kann so weit gehen, dass Betroffene erst dann merken, was sie tun, wenn die Haut anfängt zu bluten.

Außerdem werden vor oder nach dem eigentlichen Kratzen, Pulen und Quetschen bestimmte Verhaltensweisen gezeigt, die individuell sehr verschieden sein können. Die Verhaltensweisen haben für den Einzelnen aber eine große Bedeutung. Manche müssen z. B. vorher mehrere Male über die ausgewählte Hautstelle streichen, bevor sie sie bearbeiten. Oder es gehört zu ihrem Ritual, hinterher ein abgezogenes Hautstück zwischen den Fingern zu rollen. Nicht wenige (35 % nach der 1999 von Wilhelm und Kollegen durchgeführten Untersuchung) essen hinterher die Hautreste.

TOBIAS » Wichtig: den abgeknibbelten Schorf aufessen. Also schön lange drauf herumkauen und dann herunterschlucken. Das gibt mir eine große Befriedigung. (Ganz schön eklig, ich weiß!) «

Die Zeit, die pro Tag für das Bearbeiten der Haut aufgewendet wird, ist von Mensch zu Mensch sehr unterschiedlich und auch nicht jeden Tag gleich. Angaben reichen von wenigen Minuten bis zu mehreren Stunden für eine Skin Picking-Episode. Die meisten Betroffenen berichten von mehreren Episoden pro Tag. Das können im Extremfall bis zu 150 Episoden am Tag sein, so eine Untersuchung von Twohig und Woods (2001).

Auslöser

Wer immer wieder an seiner Haut knibbelt, drückt oder kratzt, der tut dies nicht aus heiterem Himmel, immer und überall. Der Drang tritt in der Regel nicht völlig unwillkürlich auf, sondern vielmehr in bestimmten Situationen, an ganz bestimmten Orten, bei besonderen Gefühlen oder einem ganz bestimmten Gedanken. Skin Picking-Episoden können also sowohl durch innere als auch äußere Bedingungen ausgelöst werden sowie durch eine Kombination aus beiden.

Die eigenen Auslöser kennenzulernen und wahrzunehmen ist wichtig, um überhaupt etwas verändern zu können. Im Rahmen von Selbsthilfe und Verhaltenstherapie besteht der erste Schritt darin, herauszufinden, was überhaupt die Auslöser sind (siehe »Techniken zur Bewältigung von Skin Picking-Episoden« und »Verhaltenstherapie«). Wann, wo und auf welche Weise treten Skin Picking-Episoden auf? Genauso kann man sich all jene Situationen bewusst machen, in denen man nicht den Drang verspürt zu knibbeln. Auch das kann helfen, Klarheit über die Auslösesituationen zu gewinnen.

Äußere Bedingungen → die als Auslöser wirken, sind Tätigkeiten, Orte und die Tageszeit. Oft kommt es zum Bearbeiten der Haut, während die Betroffenen etwas völlig anderes tun. Dazu gehören z. B. sitzende oder nachdenkende Tätigkeiten (Lernen, eine Aufgabe lösen, starke Konzentration) oder auch eher passive Beschäftigungen (Fernsehen, Telefonieren, Warten). In diesen Momenten ist eine Hand meist frei, sodass die Haut berührt werden kann. Vor allem bei einer sitzenden Beschäftigung wird eine Körperhaltung eingenommen, die das Berühren von Gesicht und Kopfbereich begünstigt, indem man z. B. das Kinn aufstützt. Werden dagegen beide Hände für das Schreiben am Computer genutzt, ist es eher unwahrscheinlich, dass man am Schreibtisch die Hand zu bestimmten Hautstellen führt (diese Erfahrung wird übrigens bei einer therapeutischen Technik, dem Habit-Reversal, genutzt, siehe Seite 81 ff.).

Wenn Betroffene mit dem Knibbeln, Kratzen und Drücken ihrer Haut beginnen, dann befinden sie sich vorwiegend an Orten, an denen sie allein sind, sich unbeobachtet fühlen oder wo dieses Verhalten toleriert wird. Das ist meist die private Umgebung, das Wohn-, Arbeits- und Schlafzimmer sowie besonders häufig das Bad. In Letzterem befindet sich in der Regel ein Spiegel, der für viele ein typischer Auslöser ist.

Auch Möbel können auslösend wirken: beispielsweise das Sofa im Wohnzimmer, auf dem man sich zum Fernsehen hinlegt, oder der Schreibtisch, an dem man arbeitet oder lernt.

Das Bearbeiten der Haut findet oft morgens nach dem Aufstehen oder in den Abendstunden statt. Gründe hierfür: der Spiegel im Bad oder das Berühren der Haut während der Körperpflege. Abends hat man außerdem Zeit, geht nicht mehr aus dem Haus und trifft niemanden mehr. Und man hofft, dass die Haut bis zum nächsten Morgen genug Zeit hat, sich zu beruhigen, bevor man wieder unter Menschen geht.

LAURA » Meistens untersuche ich meine Haut abends, direkt bevor ich ins Bett gehe, damit ich niemandem mehr begegne, bis die bearbeiteten Stellen weniger rot sind. Auf jeden Fall immer dann, wenn ich ins Badezimmer gehe und mich damit in unmittelbarer Nähe des Spiegels befinde – und dazu noch bei sehr starker Beleuchtung. Dann ist es schwer, nicht hineinzuschauen. «

Innere Bedingungen → die als Auslöser wirken, sind häufig bestimmte Gefühle, Gedanken und Körperempfindungen. Diese Gefühle kann man vereinfachend in zwei Gruppen einteilen: zum einen solche, die einen aktivieren, und zum anderen solche, die lähmend wirken. Zu den aktivierenden Gefühlen zählen sowohl negative wie Angst, Trauer, Wut und Enttäuschung als auch positive wie Freude oder Neugier. Hier wird das Knibbeln vor allem als Ventil und Regulator genutzt. Zu den lähmenden Gefühlen zählen Langeweile, Leere, Teilnahmslosigkeit. Hier liegt ein Zustand mangelnder Anregung und Beschäftigung vor, sodass das Knibbeln und Drücken der Haut eine willkommene Ablenkung ist.

Auch Gedanken, egal ob diffuses Grübeln oder konkrete Vorstellungen, können das Bearbeiten der Haut begünstigen. Meist sind es negative Gedanken wie Selbstzweifel oder ein negativer innerer Monolog, bei dem man sich selbst und sein Leben schlecht macht. Auch solche, die sich direkt auf das Bearbeiten der Haut richten, wie: »Was fällt diesem Pickel ein, meine Haut zu verunstalten, der muss sofort ausgemerzt werden« oder »Ich kann nicht warten, bis der Pickel von selbst verschwunden ist; er muss jetzt und auf der Stelle entfernt werden, erst dann kann ich mich wieder auf andere Dinge konzentrieren«.

Körperempfindungen können als Juckreiz oder Kribbelgefühl auf der Haut Auslöser für Skin Picking sein. Meist treten diese Empfindungen besonders an den Hautstellen auf, an denen vorher schon gekratzt, geknibbelt und gedrückt wurde, an denen es bereits Verletzungen und Narben gibt. Daneben gibt es Auslöser, die über Berührung wirken: Bestimmte Hautstellen werden zufällig oder absichtlich befühlt und dabei Unebenheiten bemerkt wie unregelmäßige Hautstrukturen, Verkrustungen, Schuppen usw. Nicht zu vergessen sind begünstigende Bewegungen oder Körperhaltungen: Wenn man eine bestimmte Bewegung ausführt oder eine bestimmte Körperhaltung einnimmt, die derjenigen beim Knibbeln ähnelt, kann dies automatisch zum Bearbeiten der Haut führen.

Situationen → Wichtig zu erwähnen ist auch, dass viele Betroffene vorangegangene oder bevorstehende Ereignisse oder Situationen nennen können, die im Zusammenspiel mit inneren und äußeren Auslösern ein Risiko für Skin Picking-Episoden darstellen, z. B. ein vorangegangener Streit mit einer wichtigen Person, Ärger am Arbeitsplatz, eine bevorstehende Aufgabe, vor der man Angst hat. Nicht immer lassen sich jedoch Zusammenhänge mit der inneren Verfassung finden, besonders wenn die Erkrankung schon länger andauert:

FELIX » Mittlerweile scheint es mir fast wie ein Automatismus; vielleicht ist es Langeweile oder ein Trancezustand, vielleicht ist es der Wunsch, angepasst zu sein, oder ein Grund, den ich selber nicht kenne. Stress könnte auch eine Rolle spielen, aber ich mache es auch, wenn ich mich nicht gestresst fühle. «

KIRSTIN » Es hat nichts mit meiner Verfassung zu tun, es ist vollkommen egal, ob ich gelangweilt, entspannt, glücklich, traurig oder gestresst bin. Ich weiß, dass dieses Verhalten meinen Wunsch nach schöner Haut nicht erfüllen kann, dass es sogar das Gegenteil bewirkt, dass ich mich direkt im Anschluss dafür hassen werde. Und trotzdem. Meine Finger interessiert nicht, was mein Gehirn weiß. Sie wollen es, also tun sie es. Ein Spiegel und helles Licht bedeuten immer eine Art Todesurteil für meine Haut. «

Die unterschiedlichen Auslöser treten selten allein auf, sondern wirken meist zusammen. Unmittelbarer Auslöser ist ein unwiderstehlicher Drang, die Haut zu bearbeiten, der immer größer wird, je länger man versucht, ihm zu widerstehen. Das Bearbeiten hat dann zunächst eine positive Wirkung: Der Drang lässt nach, ebenso Anspannung und Nervosität. Skin Picking kann entspannen und beruhigen, Trost spenden und willkommene Ablenkung sein.

NIKLAS » Kratze ich nicht, halte ich den Zustand der Unreinheit nicht aus und bekomme Schweißausbrüche. Das Drücken und Kratzen hilft mir, Stress abzubauen, Lebensprobleme auszuhalten und mich zu reinigen. «

Viele haben die Erfahrung gemacht, dass das Drücken, Zupfen und Kratzen von bestimmten Hautstellen eine sehr beruhigende oder ähnlich positive Wirkung hat. Also wird es das nächste Mal wieder getan, um sich besser zu fühlen und sich zu entspannen – und es funktioniert, immer und immer wieder: Immer dann, wenn man sich unwohl fühlt, wird die Haut bearbeitet. Skin Picking kann dabei so wichtig werden, dass es einem Ritual gleicht, das fest in den Tagesablauf eingeplant wird und wofür Termine freigehalten werden. Häufig empfinden Betroffene auch Spaß oder sogar Lust beim Skin Picking, angenehme Gefühle also, die dem Betroffenen zunächst etwas Positives geben.

SOPHIA » Ich habe mich gerade wieder bei einer meiner genüsslichen Selbstverletzungs-Sessions erwischt, sprich Krusten von alten Pickeln abkratzen, zu dicke und eingewachsene Haare auszupfen, Mitesser, erweiterte Poren und potenzielle Pickel erbarmungslos ausquetschen. «

LUISA » Ehrlich gesagt, das Knibbeln macht mir Spaß. Die Vorwürfe kommen dann hinterher, wenn mein Gesicht aussieht wie ein Streuselkuchen. Aber währenddessen – da macht es Spaß! «

Manchmal ist die unmittelbare positive Wirkung subjektiv sogar so stark ausgeprägt, dass sie die negativen Folgen überwiegt.

JASMIN » Ich habe noch nie versucht, damit aufzuhören, denn bisher ist die Befriedigung noch größer als der Kummer. «

Bei vielen Betroffenen hält der als angenehm empfundene Teil jedoch nur kurz an, dann überwiegen die negativen Folgen. Insbesondere mit zunehmender Dauer und Stärke der Erkrankung werden Leiden und Beeinträchtigungen größer, da die langfristigen Folgen fast ausnahmslos negativ sind.

Negative Folgen von Skin Picking

Negative Folgen von Skin Picking können sich auf ganz unterschiedliche Bereiche erstrecken. Verletzungen der Haut, Selbstvorwürfe und Selbstabwertung sowie viel »verlorene« Zeit gehören zu den unmittelbar belastenden Konsequenzen.

Unerwünschte Auswirkungen können sich aber auch auf Partnerschaften und Freundschaften, Hobbys und andere soziale oder sportliche Aktivitäten erstrecken – kurz: auf den gesamten privaten Bereich. Ebenso klagen viele Betroffene über Beeinträchtigungen und Nachteile in der Ausbildung oder im Beruf. Die negativen Folgen selbst verstärken wiederum die psychische Belastung. Ein Teufelskreis, der nur schwer zu durchbrechen ist.

Verletzungen der Haut

Verletzungen der Haut und damit verbundene Schmerzen gehören zu den unmittelbaren Auswirkungen von Skin Picking. Durch das Quetschen, Kratzen und Drücken der Haut entstehen vielfach sowohl Hautrötungen und Entzündungen (gereizte Haut), Abschürfungen und Quetschungen als auch tiefe Krater, Narben, nässende Wunden und Infektionen (Verunreinigung durch Bakterien).

LINUS » Brust und Rücken sind stark vernarbt. Dort habe ich immer offene oder entzündete Stellen und meine Haut ist dementsprechend entstellt. Im Gesicht sind ebenfalls bereits Narben erkennbar. «

Hautverletzungen können auch zu schmerzhaften Bewegungseinschränkungen führen.

SARAH » Ich knibbele nicht nur an ›Pickeln‹, sondern an allen Unebenheiten der Haut. Dabei vergrößere ich die Wunden, sodass es flächige Stellen werden. Das gibt große, weithin sichtbare dunkle Narben, die nur langsam aufhellen. Außerdem knibbele und beiße ich am Nagelbett; manchmal ziehe ich mir auch die Hornhaut von den Fußballen ab, was sehr schmerzhaft sein kann und auch das Auftreten tagelang schmerzhaft macht. «

Während vor und im Verlauf einer Skin Picking-Episode wenig auf Hygiene, Schmerzempfinden oder Schadensbegrenzung geachtet wird, haben diese Faktoren im Nachhinein umso größere Bedeutung. Das Stechen und Brennen der verletzten Haut wird spürbar, viele sind schockiert über das Getane, am liebsten möchten sie alles ungeschehen machen. Daher sind die meisten im Nachhinein darum bemüht, die Haut zu reinigen, zu desinfizieren und mit pflegenden Produkten zu behandeln; teilweise werden auch Pflaster und ähnliches Verbandszeug eingesetzt. Meist können Verletzungen von den Betroffenen selbst behandelt und gelindert werden. Manche Verletzungen sind jedoch so stark, dass sie professioneller medizinischer Versorgung bedürfen, was einen Arzt- oder Klinikbesuch unausweichlich macht. So kann es vorkommen, dass eine Wunde genäht werden muss. Oder eine Infektion ist so schwer, dass die Einnahme von Medikamenten wie Antibiotika notwendig wird. Auf lange Sicht kann die Haut aufgrund der vielen Verletzungen und Vernarbungen frühzeitig an Elastizität und Spannkraft verlieren.

Psychische Belastung

Schon direkt nach einer Skin Picking-Episode plagen viele Betroffene Selbstvorwürfe, Scham und Verzweiflung. Sie sind von sich selbst enttäuscht oder über den körperlichen Schaden erschrocken. Wut, Ärger und auch Traurigkeit stehen dann im Vordergrund. Das Gefühl, nicht mehr die Kontrolle über das Knibbeln und Kratzen zu haben, nicht mehr damit aufhören zu können, führt zu einem Zustand starker Hoffnungslosigkeit und Trauer:

FRIEDERIKE » Ich wünsche mir nichts mehr als mit dem Knibbeln aufzuhören. Trotzdem schaffe ich es einfach nicht und bin deswegen sehr oft verzweifelt. «

Die im vorherigen Abschnitt beschriebenen Verletzungen der Haut bleiben nicht ohne Auswirkung auf das Selbstwertgefühl. Betroffene leiden unter Schuldgefühlen, empfinden sich als hässlich und haben Angst vor negativen Reaktionen aus dem Umfeld. Sie befürchten, dass sich andere vor ihnen ekeln, halten sich selbst für nicht liebenswert und möchten andere mit ihrem Aussehen nicht belasten.

EILEEN » Durch dieses Pulen verstecke ich mein bestes Ich, und das macht mich traurig. Auch meine Mitmenschen fragen sich vermutlich, was für eine Allergie, Seuche oder Krankheit ich wohl haben mag. «

Direkt nach dem Bearbeiten der Haut trauen sich Betroffene oft nicht mehr unter Menschen, weil die Blessuren für andere sichtbar sein könnten. Das Alleinsein kann aber wiederum ein erneuter Auslöser für Skin Picking sein. Ein Teufelskreis: Weil sie sich für ihre verletzte Haut schämen, meiden Betroffene soziale Aktivitäten und Kontakte. Die Isolation nimmt noch weiter zu und damit wiederum der Drang, die Haut zu bearbeiten. Die Folgen führen dann zu noch größerem Schamgefühl, häufigerem Alleinsein und Isolation.

Eng damit zusammen hängt für viele ein weiterer Belastungsfaktor – das Immer-auf-der-Hut-sein-Müssen. Bei Skin Picking handelt es sich um sehr intime Handlungen, die man meist mit niemandem teilen möchte und die niemand mitbekommen soll. Gedrückt, gekratzt und gequetscht wird also meist dann, wenn man allein ist. Je nachdem, wie sehr man damit rechnen muss, dass die frisch verletzte Haut gesehen wird, kann danach großer Stress oder gar Panik einsetzen. Wer Angst vor dem Entdecktwerden hat, versucht, die Verletzungen zu verstecken, Spuren zu verwischen oder sich gar im eigenen Zimmer einzuschließen. Die Scham ist meist zu groß, als dass man jemandem im Nachhinein gegenübertreten möchte – man will weder darauf angesprochen werden noch soll jemand die Verletzungen direkt zu sehen bekommen.

Gerade die warmen Jahreszeiten, in denen man mehr Haut zeigt, können für Betroffene zur Qual werden. Wer neben dem Gesicht noch andere Körperstellen bearbeitet, vermeidet es häufig, spärlichere Bekleidung zu tragen, damit verletzte Hautpartien nicht sichtbar werden. Das Tragen langärmeliger oder hochgeschlossener Kleidung kann aber gerade bewirken, auf die ungewöhnliche Kleiderwahl bei hohen Temperaturen angesprochen zu werden oder zumindest verwunderte Blicke zu ernten. Ein weiterer Auslöser also für Scham und Verunsicherung und die Gefahr, sich erneut ausgegrenzt und anders zu fühlen.

Negative Reaktionen aus dem Umfeld verstärken oft die Angst vor Entdeckung und steigern das Schamgefühl der Betroffenen. Außenstehende wissen in der Regel nicht, dass es sich bei Skin Picking um eine Krankheit handelt. Besonders sichtbare Verletzungen (beispielsweise im Gesicht) können Anlass für abfällige Kommentare sein: »Wie siehst du denn aus! Hast du wieder geknibbelt? Lass das doch, du weißt doch, dass das nicht gut ist!« Leider erleben Betroffene sogar von Fachleuten unerfreuliche Reaktionen:

SARAH » Einmal meckerte mich eine Frauenärztin geradezu an, dass ich etwas gegen die Stellen tun müsse. «

Zeitaufwand

Eine weitere negative Folge von Skin Picking ist der bisweilen hohe Zeitaufwand. Allein schon der Gedanke daran nimmt viel Zeit in Anspruch, genauso wie gedankliche Versuche, dem Drang zu widerstehen. Hinzu kommen das eigentliche Bearbeiten der Haut und die nachträgliche Versorgung mit kosmetischen oder medizinischen Produkten, Verbandszeug oder Make-up. Gerade das Kaschieren der geröteten, verkrusteten oder offenen Hautstellen kann viel Zeit in Anspruch nehmen. Bevor Betroffene das Haus verlassen, sich morgens für Schule oder Arbeit zurechtmachen oder abends zum Ausgehen, bedarf es meist eines gewissen Vorlaufs, um die Haut in zufriedenstellender Weise abzudecken und zu versorgen.

CHARLOTTE » Meine Einschränkung im Alltag erlebe ich jeden Morgen, wenn ich mir nicht vorstellen kann, ungeschminkt aus dem Haus zu gehen. Ich brauche immer sehr lange im Bad, um alle Stellen abzudecken, und fühle mich daher nicht spontan. Nach jedem Kratzanfall kann ich erst mal nicht aus der Wohnung, bis die Rötung abgeklungen ist und das Abdecken mit teurem Make-up überhaupt funktioniert. «

Der erhöhte Zeitaufwand kann dazu führen, dass man zur Arbeit oder Schule, zu Terminen oder Verabredungen zu spät kommt. Besonders schwierig ist es, offene oder nässende Wunden zu kaschieren. Es braucht einfach eine gewisse Zeit, bis sich über den Stellen eine trockene Kruste gebildet hat, die sich dann überschminken lässt. In hektischen Situationen kann dies zu großem Stress führen, wenn das Verbergen zu misslingen droht und die Verletzungen allzu offensichtlich sind. Teils sehen Betroffene dann keinen anderen Ausweg, als zu Hause zu bleiben, Termine und Verabredungen abzusagen oder sich bei Arbeit und Schule krank zu melden.

Daneben wird auch der Tagesablauf als solcher immer wieder durch Skin Picking beeinträchtigt, durchkreuzt und unterbrochen. Besorgungen und Aufgaben, aber auch erholsame und soziale Aktivitäten, die man sich für den Tag vorgenommen hat, werden aufgeschoben oder gar nicht mehr unternommen, weil man mit seiner Haut beschäftigt ist.

Dazu gehört auch der Schlaf: Ein großer Teil der Skin Picking-Episoden findet abends vor dem Schlafengehen statt, wenn man sich gerade im Bad befindet und sich eigentlich bettfertig machen möchte. Gerade wenn man weiß, dass man danach nichts weiter vorhat und niemanden mehr sehen muss, ist es sehr verführerisch, Stunden vor dem Spiegel zuzubringen. In der Folge gehen die Betroffenen erst viel später als geplant schlafen und bekommen schließlich zu wenig Schlaf. Hinzu kommt, dass vor dem Zubettgehen häufig bestimmte Vorkehrungen getroffen werden, damit die Haut über Nacht ausreichend heilen kann. So werden zusätzlich Zeit und Anstrengung aufgewendet, um den Schaden zu begrenzen und einen schnellen Heilungsprozess anzuregen.

Partnerschaft, Sexualität und Intimität

Für viele Betroffene ist Skin Picking ein großer Störfaktor in ihrer Partnerschaft. Die Hälfte der Betroffenen hat im Verlauf der Erkrankung schon einmal ganz davon abgesehen, eine Beziehung einzugehen – so die Ergebnisse einer in den USA gemachten Umfrage der Psychologen Christopher Flessner und Douglas Woods (2006).

JULIA » Beziehungen zu Männern pflege ich gar nicht mehr, da ich ein großes Problem damit habe, angeschaut zu werden. Ich vermeide den Kontakt zu ihnen soweit wie möglich. «

In einer intimen Beziehung ist die Haut das Organ, über das Zärtlichkeit ausgetauscht und Nähe empfunden wird. Die Haut wird vom Partner berührt und aus unmittelbarer Nähe gesehen. Für viele bedeutet diese Intimität leider Stress. Sie befürchten, dass ihre Hautverletzungen nun fühl- und sichtbar werden, dass ihre Partnerin sich davor ekeln könnte und sie auf Ablehnung stoßen. Auch schämen sie sich für die verletzten Hautstellen und wollen ihren Partner nicht damit belasten. Somit gehen sie Blick- und Körperkontakt aus dem Weg, reagieren gereizt auf Annäherungen und weisen den Partner von sich.

Die Wunden auf der Haut bilden damit eine Art Barriere zwischen ihnen und ihrem Partner. Die Wunden hindern sie daran, sich offen und ungezwungen der Partnerin gegenüber zu verhalten und sich so zu zeigen, wie sie sind – ungeschminkt und ohne Scham und Scheu. Dabei ist das Bedürfnis nach Nähe genauso groß wie bei jedem anderen Menschen auch.

In vielen Fällen weiß der Partner nichts von der Erkrankung. Viele glauben vielmehr, dass es sich bei den Betroffenen um Akne handelt, um eine schlechte Angewohnheit, immer an der Haut herumzupulen, oder um einen Hautausschlag. Frauen, die an Skin Picking leiden, zeigen sich ihrem Partner häufig nur geschminkt. Andere wiederum achten darauf, dass betroffene Körperstellen immer mit Kleidung bedeckt sind. Doch manche sind auch offen mit ihren Partnerinnen, zeigen sich ganz ungeschminkt und teilen ihnen ihre Erkrankung mit.

Die Reaktionen auf dieses »Outing« fallen jedoch sehr unterschiedlich aus. Eine gute Erfahrung ist es, wenn der Partner verständnisvoll und gesprächsbereit ist und seine Unterstützung anbietet. Es gibt aber auch Partnerinnen, die abweisend reagieren und von der Erkrankung nichts wissen wollen. Sie tun diese als Willensschwäche ab und können nicht verstehen, wieso man damit nicht einfach aufhören kann. Wiederum andere spielen das Problem herunter und geben zu verstehen, dass doch jeder mal an einem Pickel herumdrückt. Sie erkennen das Ausmaß der Erkrankung nicht und sehen daher auch keinen Handlungsbedarf.

Gerade abweisende oder ignorierende Reaktionen sind häufig ein Zeichen von Hilflosigkeit. Dennoch ist es für Betroffene ein herber Schlag, wenn ihnen eine so nahestehende Person mit Unverständnis begegnet.

Problematisch kann es auch sein, wenn ein ansonsten verständnisvoller Partner enttäuscht reagiert, weil die Betroffene nicht aufhören kann, ihre Haut zu bearbeiten. Die Folge ist dann, dass Betroffene versuchen, die Stellen zu verbergen oder sogar lügen, um den Partner nicht zu enttäuschen.

Daneben gibt es noch ein Phänomen, bei dem die Partnerin selbst in Mitleidenschaft gezogen wird. Bei manchem Betroffenen macht der Drang, die Haut zu bearbeiten, auch nicht vor dem Partner halt: Die Betroffene behandelt dessen Haut mit und drückt dort Pickel aus, entfernt Schuppen oder andere Unebenheiten. Nicht selten führen diese Vorhaben zu Streit oder Irritation aufseiten des Partners. Gelegentlich macht dieser aber auch mit und lässt sich entweder die Bearbeitung seiner Haut gefallen oder hilft sogar der betroffenen Person, an schlecht zu erreichenden Stellen Pickel, Verkrustungen oder dergleichen zu entfernen.

Freundschaften und soziales Leben

HANNAH » Mein Sozialleben habe ich vor langer Zeit hinter mir gelassen, ich verstecke mich die meiste Zeit. Nicht zu vermeidende Kontakte mit der Außenwelt stellen für mich eine große Belastung dar. Oft traue ich mich bei Tageslicht überhaupt nicht vor die Tür. «

MARIE » Wenn ich neue Menschen kennenlerne, hoffe ich, nicht so zerkratzt zu sein, weil der erste Eindruck ja zählt. Freunde oder Arbeitskollegen, die mich lange kennen, wissen schon, dass meine Haut mal besser und mal schlechter ist. Wenn ich mich nicht wohlfühle in meiner Haut, ist es sehr schwierig, neue Kontakte zu knüpfen. Ich mag keine spontanen Besuche. Vielleicht werde ich gerade vor dem Spiegel ertappt, und das wäre unendlich peinlich. Daher sage ich auch nie, dass Besuch jederzeit willkommen ist. In meiner Freizeit verhalte ich mich mehr wie ein Einsiedler. Da ich selbst nicht spontan besucht werden möchte, tue ich es umgekehrt auch lieber nicht. «

Skin Picking kann sowohl in Freundschaften als auch in allgemeinen Kontakten sehr belastend sein. Freunden gegenüber fühlt man sich möglicherweise unehrlich, da man die Erkrankung vor ihnen verheimlicht und sie nicht genau wissen, was mit einem los ist – obwohl sie sicherlich sehen, dass etwas nicht stimmt. Das bewirkt eine gewisse Distanz und Gehemmtheit. Die Erkrankung verhindert, dass man eine größere Nähe und Offenheit zulässt. Häufig kommt es zu einem Konflikt zwischen der Angst vor sozialer Nähe und dem gleichzeitigen Wunsch, doch Teil menschlichen Miteinanders zu sein – so wie alle anderen eben auch.

FRIEDERIKE » Ich fühle mich im Alltag durch Skin Picking sehr eingeschränkt. Ich treffe mich kaum mit Freunden, gehe nie aus und verlasse nur das Haus, wenn es sein muss. Dadurch verzichte ich auf vieles, was ich gerne machen würde. «

Besonders belastend ist es, wenn Klassenkameraden, Kommilitoninnen oder Kollegen keine Scheu davor haben, mit dem Finger auf Hautverletzungen zu zeigen, abwertende Kommentare zu machen oder blöde Fragen zu stellen. Auch Freunde können neugierig sein; meist sprechen sie die Betroffenen aber aus echtem Interesse und echter Sorge an.

Das soziale Leben mit all seinen verschiedenen Aktivitäten ist bei Skin Picking meist grundlegend beeinträchtigt. Es werden z. B. Orte gescheut, an denen eine gewisse Enge herrscht und damit eine große Nähe zu anderen Menschen unvermeidbar ist, wie in Bars oder Discos. Viele möchten nicht, dass man ihre Haut aus nächster Nähe sieht und die verletzten oder geröteten Hautstellen auffallen.

Dazu zählen auch Orte mit starker Beleuchtung oder solche, an denen Schwitzen unvermeidbar ist und damit das Make-up zu verwischen droht. Grundsätzlich besteht die Gefahr des »Entdecktwerdens« bei sportlichen Aktivitäten, vor allem beim Schwimmen. Bei Sauna- und Badeaufenthalten ist es nahezu unumgänglich, dass Makel sichtbar werden, weil hier die Haut des gesamten Körpers in den Blick gerät.

NINA » Ohne Make-up gehe ich erst gar nicht aus dem Haus. Schwimmen und Badeurlaub sind für mich daher tabu. Ich traue auch wasserfestem Make-up nicht. Und wenn, dann gehe ich nur mit langer Kleidung an den Strand. Das finden viele natürlich seltsam. Auch mag ich es nicht, wenn jemand ein Foto von mir machen will. «

Neben spontanen und alltäglichen sozialen Situationen werden auch formale Anlässe wie ein Fest oder eine Abendveranstaltung von vielen als besonders stressig erlebt. Das Augenmerk auf das äußere Erscheinungsbild ist hier gewöhnlich stärker als sonst. Es wird erwartet, sich chic zu machen, und auch die Haut sollte zu so speziellen Anlässen makellos sein. Vor allem Mädchen und Frauen stehen unter einem nicht unerheblichen Druck, sich schön zu machen. Während Männer wenigstens hochgeschlossene Anzüge tragen können, ist feierliche Kleidung für Frauen oft so geschnitten, dass einzelne Körperteile sichtbar sind wie Arme, Beine, Rücken oder Dekolleté.

JUDITH » Solch Anlässe wie Abiball oder Geburtstage bedeuten für mich nur Stress. Ich vergleiche mich dann mit anderen und finde mich selbst einfach nur hässlich. Schon mehrmals bin ich direkt nach Hause gerannt oder habe solche Feiern gleich ganz abgesagt. «

Nicht auf Festlichkeiten und Partys zu erscheinen, kann aber auch als eine Art Rebellion gesehen werden. Besonders junge Leute möchten sich in diesem Fall dem Druck des unterschwelligen Schönheitswettbewerbs entziehen.

JOHANNA » Wenn ich mal drei Tage nicht gequetscht habe, habe ich eine reine Haut (man muss anmerken, dass meine Haut sehr schnell heilt). Dann fühle ich mich aber so hübsch, dass ich wieder quetsche. Das hört sich echt heftig an, aber das ist so. Ich bin weder eingebildet, noch habe ich große Komplexe. Ich weiß nicht, warum ich meine ›reine‹, ungequetschte Haut nicht ertrage. «

Die Angst, als unattraktiv zu gelten, kann paradoxerweise genauso groß sein wie die Angst, attraktiv zu sein. Das eine ist die Furcht vor Zurückweisung – das andere die Furcht, Aufmerksamkeit auf sich zu ziehen und auf das schöne Äußere angesprochen zu werden. Auf andere sexuell anziehend zu wirken, empfinden manche als sehr unangenehm – sie möchten nicht, dass ihre eigene Sexualität ins Spiel kommt. Eine unebene und beschädigte Haut kann da eine willkommene Sabotage dieser Erwartung sein.

Die Beeinträchtigungen im sozialen Leben sind übrigens auch wissenschaftlich belegt. 40 % der Befragten gaben in der bereits zitierten Umfrage von Flessner und Woods (2006) an, schon einmal soziale Ereignisse wegen der Erkrankung nicht wahrgenommen zu haben, 38 % hatten schon einmal Gruppenaktivitäten vermieden, 32 % formale Anlässe und 11 % hatten bereits einmal einen Urlaub abgesagt wegen Skin Picking.

Ausbildung und Beruf

In Ausbildung und Beruf kann Skin Picking auf verschiedene Weise negative Auswirkungen haben. Gerade bei konzentriertem Lernen und Arbeiten wird häufig geknibbelt und gekratzt. Meist geschieht dies nebenbei, oder die Betroffenen stehen auf und gehen zum Spiegel. Das Lernen und Arbeiten wird so immer wieder unterbrochen und damit äußerst schwierig. Aufgaben können nicht richtig ausgeführt werden, sie werden aufgeschoben oder können nicht rechtzeitig abgeschlossen und eingereicht werden. In der Umfrage von Flessner und Woods (2006) fühlte sich ca. ein Drittel aller Betroffenen im Beruf beeinträchtigt, 20 % sind schon einmal nicht zur Arbeit gegangen, weil sie ihre Haut zu sehr verletzt hatten.

Außerdem nehmen viele Erkrankte im beruflichen oder schulischen Umfeld gewisse Herausforderungen nicht wahr. Dazu gehören besonders solche, in denen sie in den Mittelpunkt der Aufmerksamkeit geraten, oder Situationen, in denen ein gewisses Publikum anwesend ist. Das sind z. B. Referate, Präsentationen, Sprechen in einer größeren Runde sowie die aktive Teilnahme an Gruppenarbeit und -diskussionen.

Die Hautschäden sind ein wesentlicher Grund, nicht im Rampenlicht stehen zu wollen; für viele ist es nur schwer erträglich, die Blicke anderer auf sich gerichtet zu spüren, ihnen in die Augen zu sehen und dem Blickkontakt standzuhalten. Das Wort zu ergreifen, seine Meinung kundzutun oder einen wörtlichen Beitrag zu leisten ist für viele unvorstellbar, weil sie mit dem Sprechen die Aufmerksamkeit der Mitmenschen auf sich lenken und damit auf Gesicht und Haut. In der Umfrage von Flessner und Woods (2006) gab knapp die Hälfte der befragten Schüler an, dass sie Schwierigkeiten hätten, solche Aufgaben wahrzunehmen.

Das Vermeiden solcher Herausforderungen kann sich jedoch sehr negativ auf schulische und berufliche Erfolge auswirken. Man gilt als wenig engagiert und zurückgezogen, es werden einem weniger verantwortungsvolle Aufgaben zugeteilt und man wird seltener bei wichtigen Arbeiten mit einbezogen. Schlechte Noten, soziale Ausgrenzung und geringere Chancen auf beruflichen Aufstieg können daher die Folge sein. Andererseits kommt es auch vor, dass Betroffene eine Beförderung aufgrund von Skin Picking ablehnen. Bei immerhin 12 % der berufstätigen Teilnehmer der oben genannten Umfrage war dies der Fall.

Finanzielle Belastungen

Skin Picking ist oft auch mit finanziellen Extraausgaben verbunden. Der Umfrage von Flessner und Woods aus dem Jahr 2006 zufolge sind diese teilweise beträchtlich. Amerikanische Betroffene gaben an, im Jahr vor der Umfrage durchschnittlich bis zu 160 $ ausgegeben zu haben, um die Auswirkungen von Skin Picking zu kaschieren. Zahlen für Deutschland liegen nicht vor, jedoch ist davon auszugehen, dass auch hier viele Betroffene kleinere oder größere Summen beispielsweise für Make-up ausgeben.

Viele Personen aus der amerikanischen Untersuchung hatten zudem sehr hohe Ausgaben für Arzt- und Psychologentermine, Krankenhausaufenthalte und Medikamente. Diese Ausgaben werden in Deutschland im Wesentlichen durch die Krankenkassen abgedeckt, trotzdem unterstreichen die Ergebnisse aus Amerika noch einmal, dass Skin Picking eine Erkrankung mit deutlichen negativen Auswirkungen sein kann, die sich bis in den finanziellen Bereich erstrecken.

Wie Psychologinnen und Ärzte die Krankheit beschreiben

Einleitend möchten wir ein paar allgemeine Informationen zur Diagnosestellung bei psychischen Erkrankungen geben. Diese sollen helfen, die Diagnosestellung bei Skin Picking besser zu verstehen. Psychische Störungen werden durch international verbindliche Klassifikationssysteme definiert, in denen alle aktuell gültigen Kriterien einzelner Krankheitsbilder beschrieben werden. Diese Klassifikationssysteme helfen, die Verständigung unter Forschenden und Therapeuten zu vereinheitlichen und die Erforschung und Behandlung von psychischen Erkrankungen zu verbessern.

Es gibt zwei bedeutende Klassifikationssysteme, das Diagnostische und Statistische Handbuch Psychischer Störungen (DSM) und die Internationale Klassifikation psychischer Störungen (ICD). Das DSM hat eine größere Bedeutung in Amerika, die ICD eine größere Bedeutung im deutschen Sprachraum. Die Klassifikationssysteme werden nach den neuesten Erkenntnissen der Forschung immer wieder überarbeitet. Zahlreiche Arbeitsgruppen sind damit beschäftigt. Aktuell gültig sind das DSM-5 (Falkai & Wittchen 2015) und die ICD-10 (Dilling u. a. 2009).

Skin Picking (oder Dermatillomanie) wird in der ICD aktuell der Kategorie »Abnorme Gewohnheiten und Störungen der Impulskontrolle« zugeordnet, im DSM der Kategorie »Zwangsstörung und verwandte Störungen«. Folgende Kriterien müssen erfüllt sein (Falkai & Wittchen 2015, S. 346):

A. Wiederkehrendes Zupfen oder Quetschen der Haut, was Hautverletzungen zur Folge hat.

B. Wiederholte Versuche, das Hautzupfen/-quetschen einzuschränken oder zu unterlassen.
C. Das Hautzupfen/-quetschen verursacht in klinisch bedeutsamer Weise Leiden oder Beeinträchtigungen in sozialen, beruflichen oder anderen wichtigen Funktionsbereichen.
D. Das Hautzupfen/-quetschen ist nicht Folge der physiologischen Wirkung einer Substanz (z. B. Kokain) oder eines medizinischen Krankheitsfaktors, z. B. Skabies (= Krätze).
E. Das Hautzupfen/-quetschen kann nicht besser durch eine andere psychische Störung erklärt werden, z. B. Wahnvorstellungen oder taktile Halluzinationen im Rahmen einer psychotischen Störung; Versuche, im Rahmen der körperdysmorphen Störung einen wahrgenommenen Defekt oder Mangel der äußeren Erscheinung zu verbessern; Stereotypien im Rahmen der stereotypen Bewegungsstörung oder Verletzungsabsichten im Rahmen einer nicht-suizidalen Selbstverletzung.

Warum ist es erfreulich, dass Skin Picking als eigenständige Diagnose in die Klassifikationssysteme aufgenommen wurde? Die Erfahrungen in der Vergangenheit zeigen, dass die Aufnahme in die Klassifikationssysteme dazu führt, dass die Erkrankung bei Fachleuten bekannter wird. Es ist dann auch zu erwarten, dass viel mehr Forschungsaktivitäten starten: So können neue Behandlungsmöglichkeiten entwickelt und schon bekannte auf ihre Wirksamkeit überprüft werden. Diese Forschungsaktivitäten wirken sich dann wiederum positiv auf die Arbeit im therapeutischen Alltag aus. Mehr und mehr Therapeutinnen werden dann mit diesem Krankheitsbild und dessen Behandlung vertraut sein.

Abgrenzung von alltäglichen Gewohnheiten

Die meisten Menschen kennen es: Man sieht einen Pickel im Gesicht und verspürt den Wunsch, diesen auszudrücken. Oder man spürt eine Kruste auf einer Wunde und knibbelt sie ab. Oder man hat einen Sonnenbrand und pult sich die Hautschuppen herunter. Nach einer Untersuchung von HAYES und Mitarbeitende (2009) bearbeiten fast zwei Drittel aller Amerikaner in irgendeiner Weise ihre Haut, und man kann davon ausgehen, dass es bei uns in Europa ähnlich aussieht. Die Befreiung der Haut von Unreinheiten, Schuppen, Krusten und Härchen ist eine nur allzu menschliche Handlung und Gewohnheit. Sie ist Teil täglicher Reinigungs- und Pflegerituale und hat die Funktion, sich sauber und gesund zu halten und attraktiv zu wirken.

Hinzu kommt der Entspannungseffekt, den Reinigungsrituale haben – ein Grund, warum die meisten Menschen häufig (unbewusst) solche Handlungen ausführen. Gerade in Momenten von Langeweile oder Stress kann Körperpflege äußerst beruhigend sein. Auch bei Tieren lassen sich solche Verhaltensweisen beobachten, die der Beschwichtigung und Belohnung in Anspannungssituationen dienen. Bei Gänsen beispielsweise wurde beobachtet, dass sie sich in einer Situation, in der sie sich zwischen Angriff und Flucht entscheiden mussten, zu putzen begannen.

Wenn sich Gedanken und Handlungen aber zu einem Großteil um die Haut und ihre exzessive Bearbeitung drehen und wenn damit Leiden und Beeinträchtigung verbunden sind, dann handelt es sich nicht mehr um eine harmlose Gewohnheit oder Instinkthandlung, sondern um eine ernst zu nehmende Störung. Es ist also eine Frage des Schweregrades, der bestimmt, ob es sich um alltägliches Knibbeln oder um krankhaftes Skin Picking handelt. Der Übergang ist fließend.

Der Schweregrad wird durch mehrere Aspekte bestimmt, nämlich das Ausmaß, den unwiderstehlichen Drang sowie das Leiden und die Beeinträchtigung:

Ausmaß des Skin Pickings → Von alltäglichem Knibbeln und Kratzen unterscheidet sich behandlungsbedürftiges Skin Picking darin, dass das Bearbeiten der Haut meist sehr viel mehr Zeit in Anspruch nimmt als üblich. In schlechten Phasen können über den Tag gerechnet mehrere Stunden zusammenkommen. Während ein gesunder Mensch einen Pickel entfernt, danach aber gleich damit aufhören und sich wieder anderen Dingen widmen kann, fängt bei einer an Skin Picking leidenden Person eine minuten-, wenn nicht gar stundenlange Hautbearbeitung an. Der eine Pickel war nur der Auslöser, um sich von dort aus einer ganzen Hautpartie zu widmen. Die Folgen für die Haut sind dementsprechend sehr viel schwerer als bei Nicht-Betroffenen: Narben (manche sprechen gar von Kratern), Entzündungen und Verletzungen sind teils so stark, dass medizinische Hilfe notwendig ist.

Unwiderstehlicher Drang → Das Verlangen, die Haut zu bearbeiten, ist bei Skin Picking-Kranken nicht vergleichbar mit dem Impuls bei Nicht-Erkrankten, die gelegentlich einen Pickel ausdrücken. Nicht-Erkrankte können viel leichter widerstehen, wenn sie es müssen. Betroffene dagegen fühlen sich dem Drang häufig ausgeliefert, sie sprechen von einer Art Zwang oder auch von einer Sucht. Sie geben ihm nach, trotz der negativen Folgen, die damit verbunden sind. Der Drang kann mal stärker und mal schwächer ausgeprägt sein, aber immer wieder macht die erkrankte Person die Erfahrung, dass sie diesem Drang auf Dauer nicht Widerstand leisten kann, auch wenn sie es sich fest vorgenommen hat.

SARAH » Immerhin gelingt es mir an ›guten Tagen‹, wenn ich einen starken Willen habe, weniger zu kratzen. An anderen Tagen kann ich dem Drang nichts entgegensetzen und fühle mich nach einer ›Attacke‹ entsprechend gedemütigt: als hätte ich keine Willenskraft. «

Der Zeitaufwand, der betrieben wird, um dem Drang zu widerstehen, ist bei Betroffenen wesentlich höher als bei Nicht-Betroffenen. Sabine Wilhelm und ihre Kollegen haben vor längerer Zeit (1999) einmal Betroffene dazu befragt. Alle Befragten gaben an, dass sie versuchten, sich dem Drang zu widersetzen. Ungefähr die Hälfte der Betroffenen war zusammengerechnet bis zu zwölf Stunden die Woche damit beschäftigt, dem Drang zu widerstehen. Dies ist umso beachtlicher, da Anspannung und negative Gefühle häufig zunehmen, je länger jemand versucht, Widerstand zu leisten.

Leidensdruck → Wer im Alltag nur gelegentlich an seiner Haut knibbelt und pult, mag sich vielleicht über sein Verhalten ärgern, empfindet dieses aber nicht weiter als belastend. Nicht so Erkrankte: Die obsessive und entstellende Bearbeitung der Haut führt zu einem hohen Leidensdruck. Direkt nach einer Skin Picking-Episode plagen sich viele mit Selbstvorwürfen, Scham und Verzweiflung über die begangenen Selbstverletzungen. Sie sind von sich selbst enttäuscht, wütend oder auch traurig. Abhängig vom Ausmaß des Skin Pickings können sich im Laufe der Zeit zahlreiche negative Folgen ergeben, die den Leidensdruck weiter erhöhen (siehe auch »Negative Folgen von Skin Picking«).

Soziale, berufliche Beeinträchtigungen → Wer an Skin Picking leidet, betreibt mit dem Bearbeiten und auch dem nachträglichen Verarzten der Haut einen großen Aufwand. Außerdem hindert die Erkrankung Betroffene daran, ihren sozialen und beruflichen Tätigkeiten nachzugehen. Nicht-Betroffene würden bei einem Pickel oder einem aufgekratzten Mückenstich nicht gleich einen Termin absagen. Die umfangreichen Verletzungen bei Betroffenen führen jedoch dazu, dass sich viele aus sozialen Aktivitäten und beruflichen Herausforderungen zurückziehen, es vermeiden, eine Partnerschaft einzugehen, oder sich in ihren Beziehungen beeinträchtigt fühlen.

Zusammenfassend bestehen also deutliche Unterschiede zwischen behandlungsbedürftigem Skin Picking auf der einen und alltäglichem Pulen, Knibbeln und Kratzen auf der anderen Seite. Dass Letzteres so weit verbreitet ist, trägt sicher mit zur negativen Bewertung von Skin Picking bei. Viele, die selbst im Alltag ihre Haut in mildem Maß bearbeiten, können nur schwer verstehen, dass dies bei gewisser Schwere als Erkrankung eingestuft wird. Wer nicht aufhören kann zu knibbeln, wird häufig als willensschwach gesehen und nicht als erkrankte Person.

Abgrenzung von ähnlichen Erkrankungen

Es gibt eine Reihe von Erkrankungen, die ähnliche Symptome aufweisen, manchmal auch mit Skin Picking verwechselt werden oder auch gleichzeitig auftreten können. Wenn Sie unsicher sind, ob Sie wirklich an Skin Picking leiden oder vielleicht eher an einer anderen Erkrankung, sollten Sie mit Ihrer Ärztin oder einem Psychologen darüber sprechen. Wenn Sie eine Hauterkrankung als Ursache Ihrer Beschwerden vermuten, so ist der Besuch einer Hautärztin sinnvoll. Eine gute diagnostische Abklärung ist wichtig, weil andere ähnlich erscheinende Erkrankungen häufig nicht mit den gleichen psychotherapeutischen Methoden behandelt werden und andere Medikamente oder eine hautärztliche Behandlung eine zentrale Rolle spielen können.

Selbstverletzendes Verhalten

Auf der Suche nach einer Erklärung für ihre Erkrankung hoffen viele Betroffene, bei bereits bekannten Krankheitsbildern Antworten zu finden. Da sie ihrer Haut Verletzungen zufügen, ist es nur naheliegend, dass viele unter dem Begriff »selbstverletzendes Verhalten« nachschlagen. Dabei merken die meisten jedoch, dass sie sich mit den beschriebenen Verhaltensweisen so gar nicht identifizieren können, und sind verwirrt. Wir haben uns daher entschieden, selbstverletzendes Verhalten in diesen Abschnitt aufzunehmen, auch wenn es sich dabei nicht um eine Erkrankung oder gar um eine eigenständige Diagnose handelt.

Selbstverletzendes Verhalten ist zunächst einmal nur eine Beschreibung für ein Verhalten, mit dem man sich selbst verletzt. Unter selbstverletzendem Verhalten versteht man in der Regel das Zufügen von Schnittverletzungen, das Schlagen des Kopfes gegen die Wand, das Zufügen von Brandwunden, Verbrühungen usw. Dieses Verhalten ist dann als Symptom einer psychischen Erkrankung (häufig der Borderline-Störung) zu bewerten. Die Betroffenen befinden sich oft in einem für sie unerträglichen Spannungs- oder Gefühlszustand, aus dem sie mithilfe des selbstverletzenden Verhaltens wieder herauskommen. Bei Skin Picking wird dagegen die Haut nicht nur bei großer Anspannung oder stark negativ besetzten Situationen bearbeitet, sondern auch in anderen Situationen, wie z. B. bei Unterforderung oder Langeweile. Das Bearbeiten der Haut selbst wird meist als angenehm empfunden, während selbstverletzendes Verhalten eher negativ erlebt wird.

Zwangsstörung

Hauptmerkmal einer Zwangserkrankung sind Zwangsgedanken und -handlungen. Zwangsgedanken sind Bilder, Gedanken oder Impulse. Sie kommen den Betroffenen immer wieder spontan und gegen ihren Willen in den Sinn, lassen sich kaum ignorieren oder unterdrücken. Sie spiegeln nicht die wirkliche Meinung der Person wider, sondern erscheinen übertrieben, unsinnig oder sogar persönlichkeitsfremd und abscheulich. Zwangsgedanken haben eine unangenehme Wirkung, sie können Angst oder Unbehagen, Anspannung oder auch Ekel bewirken. Zwangshandlungen sind Verhaltensweisen, Handlungen oder auch Rituale, zu denen sich die Betroffenen gezwungen fühlen, obwohl sie die Handlung im Nachhinein als übertrieben und sinnlos ansehen (Fricke & Hand 2021). Ein geläufiges Beispiel ist ein mehrfaches Kontrollieren der Herdplatten, um sicherzustellen, dass der Herd aus ist und keine Katastrophe passiert.

Skin Picking wird häufig für eine Zwangsstörung gehalten, weil Betroffene es wie einen Zwang empfinden, die Haut bearbeiten zu müssen. Das wichtigste Unterscheidungsmerkmal besteht aber darin, dass die Ausführung von Zwangshandlungen von den Betroffenen nicht als positiv oder lustvoll erlebt wird. Eine Zwangshandlung wird als unangenehm empfunden. Erst wenn z. B. das stundenlange Händewaschen, das Kontrollieren aller Lichtschalter im Haus oder das Zählen aller Gegenstände auf einem Schreibtisch abgeschlossen ist, kehrt wieder innere Ruhe ein – nicht jedoch währenddessen. Bei Skin Picking ist dies genau umgekehrt. Das Bearbeiten der Haut selbst wird als angenehm, stimulierend oder erleichternd empfunden. Danach hingegen ist man meist bestürzt darüber, was man seiner Haut wieder angetan hat.

Störung des Körperbildes

Bei der Körperbildstörung (= körperdysmorphe Störung) beschäftigen sich Betroffene übermäßig stark mit einem vermeintlichen äußerlichen Makel, unter dem sie sehr leiden oder durch den sie sich im beruflichen und privaten Alltag beeinträchtigt fühlen. Der von den Betroffenen wahrgenommene Makel ist für andere gar nicht oder kaum erkennbar. Die Ähnlichkeit zu Skin Picking besteht darin, dass man sich über kleine Hautunreinheiten ständig Gedanken macht und diese übertrieben stark bearbeitet, damit sie endlich verschwinden. Manche Betroffene sprechen auch von einer Art Perfektionismus. Wenn sie die Hautunreinheit nicht bearbeiten können, werden sie unruhig: Sie bewerten die Hautunreinheit als hässlich und entstellend und fühlen sich damit unattraktiv. Im Unterschied zu Skin Picking knibbelt jemand mit einer Körperbildstörung nicht, weil es angenehm oder lustvoll ist, sondern weil er den wahrgenommenen Makel zu beseitigen versucht. Die Unterscheidung ist nicht immer einfach und sehr häufig liegen beide Erkrankungen gleichzeitig vor.

Trichotillomanie

Eine große Ähnlichkeit hat Skin Picking mit einer Erkrankung, bei der Betroffene einen großen Drang verspüren, sich bestimmte Haare an bestimmten Körperstellen auszureißen, was langfristig zu kahlen Stellen führt. Diese Störung nennt sich Trichotillomanie. Unmittelbar vor dem Ausreißen der Haare empfinden Betroffene ein zunehmendes Spannungsgefühl. Während die Haare ausgerissen werden, erleben sie hingegen Gefühle wie Vergnügen, Befriedigung oder Entspannung. Die Folgen des Haare-Ausreißens werden jedoch als sehr belastend empfunden. Daher führt die Störung langfristig meist zu starkem Leiden und zu Beeinträchtigungen in sozialen, beruflichen und partnerschaftlichen Bereichen. Behandlungsmöglichkeiten bei Trichotillomanie sind schon etwas besser erforscht. Da aber beide Erkrankungen einander ziemlich ähnlich sind, lassen sich Selbsthilfe- und therapeutische Strategien bei Trichotillomanie häufig gut auf Skin Picking übertragen.

Dermatozoenwahn

Der Vollständigkeit halber möchten wir noch auf den Dermatozoenwahn eingehen, der äußerlich Ähnlichkeiten mit Skin Picking haben kann. Hauptmerkmal eines Dermatozoenwahns ist die wahnhafte Vorstellung, dass die Haut von Ungeziefer befallen ist. Betroffene sind davon überzeugt, dass sich auf oder in ihrer Haut Parasiten aufhalten, obwohl sich trotz zahlreicher Untersuchungen durch Hautärzte oder Insektenspezialisten keine Belege finden lassen. Betroffene »spüren« diese Tiere meist im Sinne eines Juckens, Kribbelns, Krabbelns usw. Manchmal haben sie auch den Eindruck, sie sehen zu können. Sie versuchen auf verschiedenste Weise, diese Parasiten zu fassen zu bekommen. In diesem Rahmen kann es auch geschehen, dass sie die Haut mit den Fingern, Pinzetten oder anderen spitzen Gegenständen bearbeiten.

Es gibt verschiedene Ursachen für diese Erkrankung, beispielsweise psychiatrische Krankheiten wie Schizophrenien, die Einnahme von Drogen oder körperliche Ursachen wie Durchblutungsstörungen im Gehirn. Manchmal findet man auch keine Ursache. Wichtig ist bei der Behandlung der Erkrankung die Einnahme von spezifischen Medikamenten. Von Skin Picking unterscheidet sich der Dermatozoenwahn darin, dass die Betroffenen den vermeintlichen Insektenbefall als Grund für die Hautbearbeitung angeben.

Andere Hauterkrankungen

Das Bearbeiten der Haut kann auch im Rahmen anderer körperlicher Erkrankungen vorkommen. Vor allem Hautkrankheiten wie Neurodermitis oder Schuppenflechte sind in der Regel mit ausgeprägtem Juckreiz verbunden, was häufig zu intensivem Kratzen führt. In solchen Fällen wird die Diagnose Skin Picking nicht gestellt. Dennoch können eine Hauterkrankung und Skin Picking parallel existieren. Besonders in der Pubertät kann Akne ein erster Auslöser sein, um die Haut zu bearbeiten und dabei die Erfahrung zu machen, dass das Knibbeln und Drücken eine beruhigende Wirkung mit sich bringt. Daher kann sich eine »normale« Akne auch zu Skin Picking ausweiten.

Psychische Begleiterkrankungen

Skin Picking ist häufig nicht das einzige psychische Problem, unter dem Betroffene leiden. Viele Untersuchungen weisen darauf hin, dass neben dieser Erkrankung oft noch eine oder mehrere andere psychische Erkrankungen vorliegen. Depressionen sind vermutlich die häufigste Begleiterkrankung. Mehr als die Hälfte der Betroffenen leidet darunter (Arnold u. a. 1998; Çalikusu u. a. 2003). Depressionen können eine Folge von Skin Picking sein, wenn Letzteres die Lebensqualität stark verringert. Depressionen können aber auch zuerst da gewesen sein, und das Bearbeiten der Haut wird als eine Art Bewältigungsstrategie eingesetzt. Daneben sind auch Angst-, Zwangs- oder Körperbild-Störungen häufige Begleiterscheinungen von Skin Picking sowie das zwanghafte Haare-Ausreißen.

Noch mal das Wichtigste

Bei Skin Picking handelt es sich um eine Erkrankung, bei der die Haut, Hautunreinheiten, Pickel, Krusten usw. obsessiv berührt, gequetscht, gekratzt oder in anderer Weise bearbeitet werden. Die Erkrankung ist noch wenig bekannt, aber man kann davon ausgehen, dass sie zu den häufigeren psychischen Störungen gehört. Nach vorsichtigen Schätzungen ist davon auszugehen, dass ca. bis zu 5 % in der Normalbevölkerung davon betroffen sind. Die Dunkelziffer ist womöglich noch höher, da viele Betroffene aus Scham oder auch aus Unwissenheit ihre Erkrankung verschweigen. Frauen sind nach ersten Studienergebnissen wesentlich häufiger betroffen als Männer. Die Erkrankung beginnt meist in der Kindheit und Jugend, verläuft bei vielen mit Schwankungen, verschwindet aber selten von allein.

Von alltäglichem Pulen unterscheidet sich Skin Picking durch das Ausmaß, die Beeinträchtigung und den Leidensdruck.

Die Haut ist der Spiegel der Seele: Hintergründe

Warum erkrankt jemand an Skin Picking? Die Antwort auf diese Frage ist gar nicht so einfach. Skin Picking ist in der Forschung ein relativ neues Gebiet und dementsprechend sind die Ursachen dieser Erkrankung auch noch wenig erforscht. Was man schon sagen kann: Es gibt kein einheitliches Modell für die Entstehung der Erkrankung, sondern mehrere Ansätze, die sich gegenseitig ergänzen. Zudem sind es Ansätze, die nicht nur für Skin Picking gelten, sondern auch für andere psychische Störungen.

Wir möchten dazu zunächst Befunde aus der Literatur zusammentragen, auch wenn die Frage »Warum leide gerade ich an dieser Erkrankung?« damit nicht vollends beantwortet werden kann. Es ergeben sich dennoch Anregungen, worauf jede Einzelne den Blick richten kann, um besser zu verstehen, warum sie an dieser Erkrankung leidet und was sie zu ihrer Bewältigung beitragen kann. Außerdem werden wir erläutern, warum der oft gehörte Satz »Hör doch einfach auf« so schwer umzusetzen ist. Das Kapitel endet wieder mit einer Zusammenfassung.

Ursachen von Skin Picking

Wie bei fast allen psychischen Erkrankungen sucht man auch bei Skin Picking vergeblich nach einer einzelnen Ursache. Hilfreicher ist es, nach Faktoren zu suchen, die das Risiko für die Erkrankung erhöhen. In der Regel handelt es sich dabei nicht nur um einen, sondern um verschiedene Risikofaktoren, die zusammen eine Verletzlichkeit bewirken. Wenn dann diese Verletzlichkeit auf bestimmte Lebensbedingungen trifft, kann es zum Ausbruch von behandlungsbedürftigem Skin Picking kommen (siehe auch »Der Beginn der Erkrankung«).

Wir möchten in diesem Abschnitt auf drei Bereiche näher eingehen, die eine Rolle bei der Entstehung von Skin Picking spielen können: auf den gesellschaftlichen Hintergrund, auf die individuelle Seite und auf biologische Faktoren.

Der gesellschaftliche Hintergrund: Die Bedeutung von glatter Haut

Die Haut hat in jeder Kultur einen besonderen Stellenwert – und das ist nicht erst heute so. Schon die alten Ägypter führten eine tägliche Reinigungs- und Schminkprozedur durch. Eine strahlende und makellose Haut galt als sehr erstrebenswert – sie stand für Göttlichkeit und Unsterblichkeit. Ewige Jugend, gute Gesundheit und sexuelle Attraktivität waren seither die Wegbegleiter der kosmetischen Geschichte. Dieses Ideal begegnet uns heute noch. Alles wird darangesetzt, um Zeichen des Alters und des »Verfalls« zu beseitigen: Cremes gegen Pigmentflecken, Botox gegen Falten, Kapseln gegen erschlaffendes Gewebe.

Daran lässt sich erkennen: Schönheit steht nie für sich allein. Schönheit ist immer verbunden mit anderen Werten. Neben Jugendlichkeit und Gesundheit sind daher auch Reinlichkeit und innere Werte wichtige Schönheitsmerkmale. In der griechischen Antike entstand die Vorstellung, dass eine schöne Seele in einem schönen Körper wohnt. Ein Glaube, der auch im Mittelalter von großer Bedeutung war, wo die Körperreinigung mit der Reinigung der Seele gleichgesetzt wurde. Eine makellose Haut spiegelte hier ein makelloses Wesen wider. Im Bürgertum des 18. Jahrhunderts ging man angesichts eines gepflegten

Äußeren davon aus, dass so jemand wohl erzogen und diszipliniert sein müsse (Wietig u. a. 2007).

Daran hat sich bis heute nicht viel geändert. Ein junges und makelloses Hautbild gilt weiterhin als erstrebenswert. Nur die Möglichkeiten, dem gängigen Schönheitsideal näher zu kommen, sind mittlerweile aufgrund technischer Entwicklungen stark gewachsen. Die Kosmetikindustrie suggeriert, dass heute jeder schön sein kann. Für jeden angeblichen Makel gibt es ein kosmetisches Gegenprodukt: zahlreiche Cremes, Masken, Tonics und Gels versprechen Hilfe bei Mitessern und Pickeln, Flecken und Falten. Und wenn das alles nicht wirkt, so hilft der Gang zum Schönheitschirurgen. Es scheint das Motto zu gelten: Alles ist möglich. Jeder kann schön sein, denn für alles gibt es ein Mittel.

Diese Botschaft transportiert aber auch eine andere: Man ist selbst schuld, wenn man nicht schön ist. Die Verpflichtung zur Schönheit spüren besonders Frauen und Mädchen. Aufgrund ihrer Sozialisation beschäftigen sie sich verstärkt mit ihrem Äußeren und damit auch mit ihrem Hautbild.

CAROLINE » Dieser gesellschaftliche Druck, perfekt aussehen zu müssen, ist bestimmt ein Grund, warum viele Frauen ihre Haut so genau unter die Lupe nehmen. In meiner Jugend haben viele Jungs über Mädels gelästert und sie wegen ihres Äußeren fertig gemacht. Das hat mich ziemlich schockiert und eingeschüchtert. Ich hatte plötzlich große Angst, auch zur Zielscheibe zu werden, wenn ich keine perfekte Haut habe. Dabei ist es völlig unrealistisch, eine Haut haben zu wollen wie die Frauen in der Werbung. «

Seit den 1980er-Jahren hat die Kosmetikindustrie aber auch Männer als Zielgruppe für sich entdeckt. Es stehen mehr und mehr Produkte zur Verschönerung auch für die Herren zur Verfügung. Darüber hinaus benutzen Männer etliche Produkte, die auch von Frauen gekauft werden. Nicht nur für Frauen, sondern zunehmend auch für Männer wird damit das eigene Äußere wichtiger – nicht selten mit dem Effekt, dass die Zufriedenheit mit dem eigenen Erscheinungsbild abnimmt.

Verstärkt wird die Unzufriedenheit beim Blick in den Spiegel sicherlich auch durch die digitale Bildbearbeitung. Es ist fast egal, welche Zeitschrift man aufschlägt, überall sieht man makellose Gesichter mit glatter Haut. Kein Pickelchen, kein Fältchen, kein noch so kleiner Fleck stören den perfekten Gesamteindruck. Obwohl die meisten Menschen wissen, dass die Bilder bearbeitet wurden, erliegen sie dennoch ihrer Wirkung – die häufig in Minderwertigkeitsgefühlen besteht beim Anblick der eigenen Haut, die diesen Idealen gar nicht gerecht werden kann.

Der Druck, ein optisch makelloses Bild zu präsentieren, ist nicht unerheblich. Es werden Ängste und Sorgen geschürt, nicht attraktiv genug zu sein und somit auf Ablehnung zu stoßen. Ohne schöne Haut kein Spaß am Leben, keine Freunde, keinen Partner. Diese Schemata können zu der Entstehung und der Hartnäckigkeit von Skin Picking beitragen (siehe auch »Der Beginn der Erkrankung« und »Warum ›einfach aufhören‹ nicht funktioniert«).

Gleichzeitig scheinen sich Skin Picking-Betroffene auf paradoxe Weise den gesellschaftlichen Ansprüchen zu entziehen. Die entstellte Haut widerspricht dem Schönheitskodex und dem Muss, sexuell attraktiv zu sein.

Im Rahmen der Schönheitsnormen kann auch der Reinigungsgedanke zu extremen Reaktionen auf Pickel, Härchen und Krusten führen. Manche Betroffene berichten, dass sie sich innerlich gereinigt fühlen, wenn sie die Haut von »Dreck« (Eiter, Talg oder eingewachsene Härchen) befreien konnten.

All diese Thesen können vor dem Hintergrund der persönlichen Geschichte plausibel sein. Untersuchungen zur Bedeutung des gesellschaftlichen Hintergrundes für Skin Picking fehlen allerdings bislang.

Die individuelle Seite: Erfahrungen und Einstellungen

Man kann davon ausgehen, dass bestimmte persönliche Verletzlichkeiten die Entstehung von Skin Picking begünstigen. Auch hier ist die Studienlage sehr spärlich, doch Beobachtungen aus dem therapeutischen Alltag und individuelle Erklärungen können helfen herauszufinden, warum man unter Skin Picking leidet. An dieser Stelle interessieren Fragen wie: Welche Erfahrungen aus der Lebensgeschichte könnten bei mir die Entstehung von Skin Picking begünstigt haben? Was hat mich und meine Persönlichkeit geprägt, das eine Bedeutung für die Erkrankung haben könnte? In einer Psychotherapie würde man diesen Fragen sehr viel Zeit einräumen, da diese Verletzlichkeiten in der Therapie bearbeitet werden sollten (siehe »Verhaltenstherapie«).

Verstehen Sie bitte die folgenden Ausführungen als Anregung, nicht als belegte Tatsachen. Bestimmte Eigenschaften und Erfahrungen müssen nicht zwangsläufig zu Skin Picking führen, sondern lassen sich als Verletzlichkeit auch bei anderen psychischen Erkrankungen und bei Gesunden finden.

Herkunftsfamilie→ Die Menschen, mit denen wir aufgewachsen sind, haben uns in der Regel sehr geprägt, im Positiven wie im Negativen. Besonders wichtig ist dabei der Einfluss der Eltern: ihre Persönlichkeit, die Werte und Normen, die sie vermittelt haben, das, was sie uns vorgelebt haben. Bei der Suche nach Verletzlichkeiten, die zur Entstehung von Skin Picking beigetragen haben, sind z. B. folgende

Fragen hilfreich: Wie war die Atmosphäre in der Familie? Fühlte sich der Betroffene geliebt und wertgeschätzt? Wie wurde mit Konflikten umgegangen? Wie wurde auf Fehler reagiert? Welche Normen und Wertvorstellungen haben die Eltern vermittelt, allgemein, aber auch bezogen auf den Körper und das Äußere? Bearbeitete die Mutter oder der Vater selbst die Haut?

Belegt ist in vielen Fällen der Einfluss von Modelllernen. Darunter versteht man das Lernen von Verhaltensweisen durch die Beobachtung von anderen, die dieses Verhalten zeigen. Viele Betroffene berichten, dass ein Elternteil oder beide Eltern die Haut bearbeitet hätten. In verschiedenen Untersuchungen (z. B. von den Arbeitsgruppen um Neziroglu 2008 und Wilhelm 1999) waren es zwischen 30 bis 45 % der Betroffenen, die Modelle in der Familie hatten.

TARA » Mein Vater piddelt an seiner Haut, das habe ich mir vielleicht abgeguckt, meine beiden Schwestern ebenfalls. «

Bei einem Modell handelt es sich meist um einen Elternteil, der auch die Haut bearbeitet, gelegentlich auch um andere nahestehende Verwandte. Dabei müssen die Modelle nicht unter Skin Picking gelitten haben, sie können auch in nicht krankhaftem Ausmaß die Haut bearbeitet haben. Dass solche Modelle aber nicht zwangsläufig zum Nachmachen führen, ist daran zu erkennen, dass nicht alle Kinder das Bearbeiten der Haut übernehmen, manche bleiben davon völlig unbeeinflusst. Außerdem ist es nicht der einzige Risikofaktor, denn mehr als die Hälfte der Betroffenen hatte keine Modelle in der Herkunftsfamilie.

Von den Eltern übernommene Einstellungen, Normen und Wertvorstellungen können ebenfalls einen Einfluss auf die Entstehung von Skin Picking haben. Mütter und ältere Schwestern dienen oft als Vorbild bezüglich Haut- und Gesichtspflege. Vor allem Mädchen lernen von ihnen, welche Hilfsmittel, Produkte und Methoden der Gesichtspflege es gibt. Wenn ein gepflegtes Äußeres eine sehr große Bedeutung in der Herkunftsfamilie hatte, sehr viel Zeit und Geld für Hautpflege und die Herstellung eines makellosen Äußeren aufgewendet wurden, so können Kinder lernen, dass man nur liebenswert ist, wenn man perfekt aussieht. Ein Pickel bedeutet dann ein großes Unglück, weil ein freundlicher Umgang mit den eigenen Hautunreinheiten nicht erlernt wurde. Manche Eltern, die Hautunreinheiten als sehr negativ bewerten, ermutigen ihre Kinder sogar zum Pickel-Ausdrücken oder nehmen es selbst vor.

Nicht nur im Hinblick auf den Umgang mit der eigenen Haut, sondern insgesamt eher ungünstig ist es, wenn seitens der Eltern zu hohe Erwartungen an die Kinder gestellt werden. Wenn die Ansprüche der Eltern sehr hoch sind, insgesamt viel kritisiert und wenig Anerkennung gegeben wird, können Kinder dauerhaft verunsichert werden. Sie übernehmen diese Maßstäbe, entwickeln eine perfektionistische Haltung sich selbst gegenüber und empfinden sich immer als unzulänglich. Hautunreinheiten verstärken das Gefühl der Unzulänglichkeit. Wenn man diese beseitigt, hat man wenigstens kurzfristig das Gefühl, sich von Fehlern befreit zu haben.

Viele Betroffene berichten außerdem, dass es den Eltern wichtig war, den äußeren Schein zu wahren, dass Konflikte nicht ausgetragen wurden sowie Wut und Aggression nicht offen ausgesprochen werden konnten. Dies kann später dazu führen, dass Unausgesprochenes über die Haut ausgetragen, die Haut gewissermaßen als Ventil genutzt wird. Auch wenn sehr viel Wert darauf gelegt wird, was Nachbarn und Bekannte denken, und weniger zählt, was man eigentlich selbst möchte, kann eine große Angepasstheit entstehen. Man weiß vielleicht gar nicht, was man möchte und was für einen selbst gut ist. Die Haut zu bearbeiten ist für viele dann oft die einzige Möglichkeit, entspannen und angestaute Gefühle abbauen zu können.

Natürlich ist das, was die Eltern ihren Kindern vermitteln, selten nur gut oder nur schlecht. Auf ein gepflegtes Äußeres zu achten ist beispielsweise in unserer Gesellschaft in vielen Zusammenhängen wichtig, ebenso ist es von Vorteil, wenn man sich anpassen kann. Menschen, die darauf gar nicht achten, können im beruflichen und privaten Bereich große Nachteile haben. Aber wenn Werte wie Sauberkeit und Anpassungsfähigkeit bei einer Person übertrieben stark ausgeprägt sind, kann es für sie genauso problematisch werden.

Neben diesen in der Literatur belegten und im klinischen Alltag häufiger beobachteten Risikofaktoren können im Einzelfall auch ganz andere Erfahrungen von Bedeutung sein. Hier ein paar sehr unterschiedliche Antworten von Betroffenen auf die Frage, was sie für die Ursache ihrer Erkrankung halten:

TARA » Meine Mutter ist als Mädchen sexuell von ihrem Bruder missbraucht worden und hat ihren Körper nie gemocht. Das hat sie uns vorgelebt und konnte uns so keinen natürlichen Umgang mit uns selbst und kein positives Körpergefühl vermitteln. Dazu gehört auch die Schwierigkeit, ihre eigenen Bedürfnisse wahrzunehmen, sie als selbstverständlich und berechtigt zu empfinden und aktiv für deren Befriedigung zu sorgen. Diese Verhaltensweise habe ich von ihr kopiert. Die Opferrolle, die meine Mutter eingenommen hat, steht im Widerstreit zu ihrer Lebenskraft. Diesen inneren Kampf führe auch ich. Als Charaktereigenschaft schreibe ich mir durchaus Stärke und Kampfbereitschaft zu. So wie ich mein Leben führe, wird diese Seite in mir aber unterdrückt. Ein Spiel zu spielen, eine Rolle auszufüllen, das passt nicht zu meinem inneren Motor. Diese Zerrissenheit führt zu einem Druck, den ich durch das Kratzen an der Haut und durch mein Essverhalten unter Kontrolle zu bringen versuche.

Ein besonderes Erlebnis hatte ich in meinem zweiten Lebensjahr, das ich größtenteils alleine im Krankenhaus verbracht habe. Damals durften Eltern nur zweimal in der Woche für jeweils eine Stunde zu Besuch kommen. Ich nehme an, dass mich dieses Erlebnis tief getroffen hat. Daraus entstanden sind die Angst vor dem Verlassensein und ein besonderes ›Wohlverhalten‹, um nicht wieder verlassen zu werden. Gekoppelt mit dem Vorbild meiner Mutter, in sich selbst keinen Halt und kein Zuhause zu finden, habe ich mich völlig nach außen orientiert und ein sehr abgestumpftes, totes Verhältnis zu meinem Körper und meinem Empfinden entwickelt. «

SILVIA » Ich habe nur Vermutungen. Zum einen könnte es mein Perfektionismus sein, zum anderen meine Homosexualität. Ich habe als junges Mädchen in meiner eigenen Welt gelebt und immer für Mädchen geschwärmt. Darüber gesprochen habe ich erst viel später. Dabei habe ich in meiner geheimen Welt alle Gefühle von himmelhoch jauchzend bis zu Tode betrübt mitgemacht. Erst mit Mitte 20 habe ich meine Neigung ausgelebt und auch feste Beziehungen gehabt. Heute ist dies alles kein Problem für mich, ich habe eine tolle, liebevolle Partnerin und kein Problem mehr, darüber zu sprechen. Trotzdem könnte ich mir vorstellen, dass dieses Gefühl, nicht normal zu sein, sich im Kratzen bis heute ausdrückt. Leider gab es nie eine feste Bindung zu meinen Eltern. So waren sie nie meine Ansprechpartner bei Problemen und haben auch nie etwas gesagt, trotz vieler blutiger Shirts in der Wäsche und meinem offensichtlichen Hautproblem. Auch habe ich meine schulisch sehr guten Leistungen nie wirklich gewürdigt bekommen, ich habe meine Motivation aus den Noten und dem Lob der Lehrer gezogen. «

LISA » Ich komme aus einem einfachen, sehr religiösen Elternhaus. Man brachte uns Kindern bei: Sei immer auf der moralisch richtigen Seite, dann bist du den anderen überlegen, auch wenn du vielleicht gerade als Loser dastehst. An unseren moralischen Beweggründen durfte niemals Zweifel aufkommen. Ein Anspruch, der kaum erfüllt werden konnte. Ansonsten galt es, stets den Ball flach zu halten und den Eltern zu gehorchen. Da meine Eltern wenig Zeit und Geld hatten, sollten wir auch möglichst keine zeitintensiven oder teuren Wünsche äußern. Aber sie haben uns geliebt und das getan, was sie für das Beste hielten und was in ihren Möglichkeiten stand.

Ich hatte als Kind ADS (mit Hyperaktivität), was aber erst vor etwa drei Jahren diagnostiziert wurde. Davon übrig geblieben sind (neben anderen ADS-Eigenheiten) mangelnde Impulskontrolle und eine gewisse innere Unruhe. Da mein dörfliches Umfeld damals (70er-Jahre!) nichts über ADS wusste, brachte diese Störung viele Konflikte mit sich: Meine Eltern hielten mich für geistig minderbemittelt, weil ich nicht still sitzen konnte und erst im Alter von vier Jahren sprechen lernte. Sie trauten mir nichts zu, was wohl einer der Gründe für mein schlechtes Selbstwertgefühl ist.

Da meine Mutter mir von Kindheit an eingeimpft hatte, meine Bewegungen seien hässlich (sie wollte nicht, dass ich ausgelacht werde), traute ich mich auch auf keine Disco-Tanzfläche. Mindestens das Knibbeln entschädigte mich für diese ungelebte Jugend. Mit 17 wurde ich dann wegen einer Jungs-Sache auch noch magersüchtig, kontrollierte mein Essverhalten diktatorisch. Wohin mit all der Energie? Sport lehnte ich ab, Drogen gab's im Dorf nicht und Alkohol war mir zuwider, blieb nur noch Knibbeln. «

MIA » Warum ich das mache, weiß ich nicht. Als Kind wurde ich gehänselt, weil ich dicker war. Mein Übergewicht hat mich lange fertiggemacht.

Ich war nie fett, nur mollig, ca. fünf Kilo über dem Normalgewicht. Inzwischen kann ich sehr offen über diese Kindheitserinnerungen sprechen, bin noch immer nicht schlank, aber mache Sport und fühle mich in meinem Körper wohl, nur eben nicht in meiner Haut. Ich weiß nicht, ob da ein Zusammenhang besteht, aber die Hänselei ist das Einzige, was mich in meinem Leben ernsthaft belastet hat. «

Persönlichkeitseigenschaften → Neben den familiären Erfahrungen können auch die persönlichen Lebenseinstellungen eine besondere Verletzlichkeit bewirken. Zu den vermutlich bedeutendsten Merkmalen – nicht nur speziell bei Skin Picking, sondern auch bei vielen anderen psychischen Erkrankungen – gehört ein niedriges Selbstwertgefühl. Betroffene haben häufig eine sehr schlechte Meinung über sich, können ihre Fähigkeiten und Stärken nicht ausreichend oder gar nicht wertschätzen, sondern sehen nur ihre Fehler und Schwächen.

LEONIE » Das Kratzen und die Essstörung sind Ausdruck einer Selbstzerstörung, die von fehlender Selbstliebe und Selbstakzeptanz herrührt. Auf diese Weise unterdrücke ich mich selbst und auch meine Bedürfnisse und kann so angepasst sein. Ich habe immer versucht, das liebe, nette Mädchen zu sein und an erster Stelle die Bedürfnisse anderer zu erkennen, um geliebt zu werden und um Nähe zu erfahren. Beides Gefühle, die ich in mir selbst nicht ausgeprägt habe und die mir fehlen, um meine Persönlichkeit zu leben. «

Als ein weiterer Risikofaktor ist Perfektionismus anzusehen. Perfektionismus ist häufig der Versuch, ein niedriges Selbstwertgefühl durch perfekte Leistungen auszugleichen. Dieser Versuch ist im Grunde von vornherein zum Scheitern verurteilt, weil »perfekt« ein Idealzustand ist, den man in der Realität nicht erreichen kann.

EMILIA » Ich hatte immer das Gefühl, alle anderen Kinder sind offen, lustig und wissen, wie man mit anderen Menschen umgeht und wie man sich zu verhalten hat. Ich war immer viel zu schüchtern und hatte Angst, dass ich etwas falsch mache. Dafür war ich in der Schule sehr gut, hatte Top-Noten und hab daher angefangen, mich nur noch über meine Leistungen zu definieren. Ich saß oft bis tief in die Nacht an meinen Hausaufgaben und hab den ganzen Tag über meinen Büchern gehangen, obwohl ich das alles auch hätte viel schneller erledigen können. Ich hab mich an den Lernsachen regelrecht festgehalten. Damit konnte ich meine soziale Unsicherheit ausgleichen. «

Weitere Eigenschaften, die einen Risikofaktor darstellen können, sind beispielsweise eine erhöhte Impulsivität oder Schwierigkeiten im Umgang mit Gefühlen. Wie bei den erzieherischen Einflüssen gibt es auch unter den persönlichen Eigenschaften solche, die in vielen Situationen sehr gut und hilfreich sind, bei einer zu starken Ausprägung oder unter bestimmten Umständen aber unglücklich machen. Dann können sie die Entstehung von Skin Picking begünstigen.

Wie schon beschrieben, ist es durchaus sinnvoll, auf die Pflege der eigenen Haut zu achten. Wenn aber perfektionistisch jede Pore der Haut unter die Lupe genommen wird und jede kleinste Unreinheit sofort ausgemerzt werden muss, dann ist diese Eigenschaft nicht mehr förderlich. Auch ist es lobenswert, ein rücksichts- und verständnisvoller Mensch zu sein; wer jedoch nur darauf bedacht ist, die Wünsche und Forderungen anderer zu befriedigen, und seine Bedürfnisse immer hintanstellt, wird darüber unglücklich. Sich nicht durchsetzen zu können, kann zu sehr viel Frust führen, der sich dann an der eigenen Haut entlädt.

Biologische Faktoren

Verschiedene biologische Faktoren tragen wahrscheinlich ebenfalls dazu bei, eine Verletzlichkeit für Skin Picking zu entwickeln, auch wenn dabei vieles noch unklar ist.

Möglicherweise spielt die Vererbung eine Rolle, da bei einem Drittel bis etwa der Hälfte der Betroffenen die Eltern oder andere nahe Verwandte ebenfalls die Haut bearbeiteten. Unklar ist aber bislang, ob es sich hierbei um genetische Einflüsse oder Einflüsse von Modelllernen handelt. Außerdem sind verschiedene Gene im Gespräch, die bei übertriebenem Körperpflegeverhalten (worunter auch Skin Picking eingeordnet wird) mit beteiligt sein könnten, so Dan Stein und Kollegen in einer Übersicht von 2006. Auch hier muss noch viel geforscht werden, bevor man definitive Aussagen machen kann.

Hinweise auf biologische Faktoren geben außerdem Untersuchungen des Gehirns. Bei Trichotillomanie-Kranken fand man bestimmte veränderte Strukturen sowie eine teilweise erhöhte Stoffwechselaktivität (Grant & Odlaug 2010). Da sich beide Erkrankungen ähneln, lassen sich Befunde zu Trichotillomanie mit Vorsicht auch auf Skin Picking übertragen. Ob diese Veränderungen (Mit-)Ursache oder aber eine Folge der Erkrankung sind, ist noch nicht bekannt. Da es sich um Einzelbefunde bei einem ähnlichen Krankheitsbild handelt, sind Untersuchungen an Skin Picking-Erkrankten erforderlich, bevor man Genaueres sagen kann. Außerdem müssen Einzelbefunde immer durch weitere Studien erhärtet werden, um sicherzugehen, dass es sich nicht um zufällige Ergebnisse handelt.

Für eine biologische Beteiligung spricht auch, dass bei einigen Betroffenen die Einnahme von Medikamenten bewirkt, dass sie weniger kratzen und knibbeln (mehr zum Thema Medikamente ab Seite 106 ff.). Diese Medikamente beeinflussen den Hirnstoffwechsel (genauer: das Serotonin). Sie wirken jedoch nicht nur bei Skin Picking, sondern auch bei vielen anderen psychischen Erkrankungen wie beispielsweise Depressionen und Zwangserkrankungen. Somit ist davon auszugehen, dass bei Skin Picking nicht ausgerechnet nur der Serotonin-Haushalt betroffen ist. Insgesamt steht auch hier die Forschung noch am Anfang.

Ein weiterer Hinweis auf biologische Faktoren könnte die Beobachtung von vielen betroffenen Frauen sein, dass Skin Picking bei ihnen in Abhängigkeit vom Menstruationszyklus variiert. Beispielsweise gaben in einer Befragung von Sabine Wilhelm und ihren Kollegen (1999) 45 % der Frauen solche Zusammenhänge an. Kurz vor oder während der Menstruation wurde dabei die Haut mehr bearbeitet als in den übrigen Zeiträumen.

Zum Schluss soll ein interessanter Aspekt erwähnt werden, auf den Antje Bohne (2009) hingewiesen hat: Im Tierreich wurden Störungen und Abweichungen des normalen Pflegeverhaltens in Stresssituationen beobachtet, wie das Ausreißen oder übermäßige Putzen von Federn oder Fell. Daher erscheint es plausibel, dass es auch beim Menschen eine biologische Bereitschaft gibt, in Stresssituationen mit übermäßigem Pflegeverhalten zu reagieren, wie dem zwanghaften Ausreißen der Haare oder auch dem Bearbeiten der Haut.

Der Beginn der Erkrankung

Skin Picking tritt häufig in Übergangsphasen auf, wenn persönliche Verletzlichkeiten und Veränderungen in der Lebenssituation zusammenkommen. Durch Untersuchungen belegt ist beispielsweise, dass bei vielen Betroffenen der Einstieg in die Erkrankung mit der Pubertät begann (Wilhelm u. a. 1999).

NIKLAS » Ich hatte starke Akne als Jugendlicher. Dadurch hatte ich angefangen, Pickel auszudrücken. Aus dieser Gewohnheit entstand mit den Jahren der Drang, sich äußerlich und innerlich zu reinigen. «

Die Pubertät ist die Zeit der ersten Pickel, viele Jugendliche leiden in dieser Phase unter starker Akne. Die Prägung durch den gesellschaftlichen Hintergrund kann sich erstmals in dieser Zeit ungünstig auswirken. Der gute Eindruck nach außen wird wichtiger, und die ersten Pickel werden als Störenfriede empfunden. Sie durchkreuzen die Vorstellung von einer glatten Haut und scheinen dem Glück im Wege zu stehen. Die Werbung bestärkt Jugendliche in dieser Sichtweise, und auch andere Inhalte aus Fernsehen, Kino oder Zeitschriften haben hier einen starken Einfluss.

ANNA » Was das Herumdrücken an schwarzen Punkten betrifft, gibt es eine im Grunde alberne Erklärung: In der Bravo las ich als Jugendliche von einem Mädchen, welches diese Stellen ausdrückte und erklärte, dass es Fettporen seien, die zu Pickeln werden könnten, und daher würde sie sie ausdrücken. Dieser Satz hat sich leider in meinem Hirn eingebrannt, sodass ich im Dekolletébereich diese Poren suche und sie ausdrücke. Hieraus werden manchmal entzündete Stellen, die dann natürlich weiter bearbeitet werden. «

Persönliche Verletzungen können zusätzlich das Risiko für Skin Picking erhöhen. Im therapeutischen Alltag berichten Betroffene oft davon, dass zu Beginn einer psychischen Erkrankung belastende Lebensereignisse standen wie familiäre oder partnerschaftliche Probleme, Krankheit oder Tod eines Familienmitglieds, schulische oder berufliche Sorgen. Skin Picking kann dann als Ausdruck der Überforderung verstanden werden oder als ein Versuch, mit einer belastenden Situation fertig zu werden.

In der Regel sind es eher die negativen Lebensereignisse, die am Beginn der Erkrankung stehen. Auch hier gilt, dass man immer individuell sehen muss, was für eine bestimmte Person wichtig war. Persönlichkeit und Lebensereignisse bilden manchmal eine ungünstige Kombination: Das Ende der ersten Beziehung kann beispielsweise für einen unsicheren und verletzlichen Jugendlichen problematischer sein als für einen selbstbewussten – muss es aber nicht, wenn er gute Beziehungen zu Freunden hat, die ihn trösten und wieder aufbauen.

Warum »einfach aufhören« nicht funktioniert

SARAH » Natürlich habe ich versucht, einfach die Finger davon zu lassen – unzählige Male. Und bin immer wieder gescheitert. «

So wie Sarah geht es vielen Betroffenen: Sie nehmen sich wiederholt vor, das Knibbeln und Pulen »einfach« sein zu lassen – und machen immer wieder die Erfahrung, dass das nicht funktioniert. Das führt häufig zu starker Selbstabwertung: Man hat das Gefühl, nicht willensstark, nicht diszipliniert genug, eben ein Versager zu sein.

Ein Hauptgrund, warum »einfach aufhören« nicht funktioniert, liegt darin, dass das Bearbeiten der Haut zunächst eine positive Wirkung hat (siehe »Beschreibung der Erkrankung«). Es kann entspannen und beruhigen, ablenken oder auch trösten. Man wird also erst einmal belohnt: Unangenehme negative Gedanken und Gefühle hören auf. An deren Stelle treten angenehme Empfindungen. Diese Erfahrungen führen dazu, dass man das nächste Mal wieder an seiner Haut kratzt, zupft oder drückt, um sich besser zu fühlen und Anspannungen loszuwerden – mit dem gleichen Effekt.

Gerade zu Beginn der Erkrankung stehen diese positiven Erfahrungen im Vordergrund. Die Nachteile spielen da häufig noch keine große Rolle. Die Erkrankung nimmt noch nicht so viel Zeit in Anspruch; Wunden und Narben sind noch nicht besonders stark und heilen schneller, insbesondere weil viele der Betroffenen zu dieser Zeit noch jung sind.

Es gibt noch andere Nebeneffekte, die kurzfristig als positiv empfunden werden. Ein ängstlicher Mensch, der beispielsweise Angst vor einem Referat am nächsten Tag hat, knibbelt und pult am Abend vorher zur Anspannungsreduktion und Ablenkung, schämt sich dann aufgrund seiner zerkratzten Haut und meldet sich krank. Das Referat kann er nicht halten. Die kurzfristig positive Nebenwirkung von Skin Picking wäre hier die Vermeidung des angstmachenden Referates.

Ein anderes Beispiel: Jemand, der sich schlecht abgrenzen kann, zieht sich wegen seiner Hautverletzungen von anderen Menschen zurück und hält sie auf Distanz. Die positive Nebenwirkung wäre hier, dass er sich vor Situationen schützt, in denen er sich nicht abgrenzen kann.

Wichtig ist hier zu wissen, dass in beiden Fällen Skin Picking nicht bewusst eingesetzt wird, um Anforderungen aus dem Weg zu gehen. Der Grund, warum man drückt und kratzt, ist die Angst vor dem Referat bzw. die Angst vor den Erwartungen anderer Menschen. Und der Grund, warum man dann das Referat nicht hält oder nicht rausgeht, ist die Scham über den schlimmen Hautzustand. Über diese Zusammenhänge sind sich die Betroffenen meist nicht im Klaren.

Dauert die Erkrankung länger an, so schleicht sich mit der Zeit eine Gewohnheit ein. Es braucht beispielsweise keine unangenehmen Gefühle oder konzentriertes Lernen mehr, um die Haut zu bearbeiten. Vielmehr läuft das Ganze nun automatisch ab. Eine bestimmte Situation reicht dann schon aus, wie einfach auf einem Sofa zu sitzen.

Das bedeutet, dass man auch knibbelt und kratzt, wenn man sich gerade gut fühlt.

DANIEL » Wenn ich ein Buch lese, fernsehe, lerne, auf dem Klo sitze, einfach immer, wenn ich mich unbeobachtet fühle, beginnen meine Finger ganz automatisch, an meiner Haut herumzutasten und zu fummeln und zu kratzen usw. «

Die Gewohnheitsbildung bewirkt, dass man immer weniger versteht, warum man überhaupt knibbelt. Das gibt einem das Gefühl, überhaupt keine Kontrolle mehr über das Knibbeln zu haben. Außerdem werden die positiven Nebenwirkungen mit der Zeit immer weniger, sie können sogar ins Negative umschlagen. Um bei den oben genannten Beispielen zu bleiben: Wenn eine ängstliche Person wegen Skin Picking immer wieder Referate absagt, dann wird ihre Angst vor diesen nicht weniger, sondern mehr. Jemand, der sich nicht abgrenzen kann und Kontakte vermeidet, weil er sich für seine Hautverletzungen schämt, lernt so erst recht nicht, sich abzugrenzen; die Angst vor Menschen nimmt zu.

Je länger die Erkrankung andauert, desto mehr negative Folgen stellen sich ein. Selbst das Bearbeiten der Haut wird nicht mehr ausschließlich positiv erlebt. Vielmehr machen sich die Betroffenen nun vermehrt Vorwürfe und werten sich ab.

CHARLOTTE » Das Knibbeln ist wie eine kleine Auszeit oder Pause und hat eine beruhigende Wirkung, allerdings fühle ich mich gleichzeitig schlecht, wertlos, kaputt, hässlich und schäme mich. «

Dazu kommen weitere negative Konsequenzen (siehe »Negative Folgen von Skin Picking«) wie Verletzungen der Haut, psychische Belastungen, soziale Isolation, schulische oder berufliche Nachteile.

Die negativen Konsequenzen selbst schaffen immer wieder neue Anlässe für das Bearbeiten der Haut. Um die Trauer um die kaputte

Haut und Vorwürfe über das verunstaltete Äußere zu ersticken, wird weiter gekratzt, gepult und gedrückt. Nach kurzer Erleichterung von dem Frust kommen Gefühle wie Scham, Schuld und Verzweiflung umso stärker zurück, sodass erneut die Haut attackiert wird. Genauso verhält es sich mit dem sozialen Rückzug als Folge der verletzten Haut. Wenn man sich nur noch in den eigenen vier Wänden aufhält und ganz für sich bleibt, ist die Gefahr größer, die Haut zu bearbeiten, denn die Orte Bad, Wohnzimmer und Schlafzimmer sind unmittelbare Auslöser. Man fühlt sich unbeobachtet und lässt dem Drang freien Lauf. Außerdem kann die Isolation zu Langeweile und Unterstimulation führen und soziale Ängste noch verstärken, was wiederum dazu führt, dass man mehr knibbelt. Man gerät also in einen Teufelskreis, aus dem man schwer wieder herauskommt.

Noch mal das Wichtigste

An der Entstehung von Skin Picking sind in der Regel mehrere Faktoren beteiligt. Man darf annehmen, dass der gesellschaftliche Hintergrund, prägende Lebensereignisse, Persönlichkeitseigenschaften und biologische Faktoren eine wichtige Rolle spielen, auch wenn wissenschaftliche Belege zumeist noch fehlen. Die Erkrankung entwickelt sich nicht selten aus einer Pubertätsakne. Positive Wirkungen und Nebenwirkungen führen dazu, dass es schwerfällt, das Bearbeiten der Haut zu unterlassen, auch wenn mit der Zeit die negativen Konsequenzen zunehmen.

Sich in der eigenen Haut wohlfühlen: Was Sie selbst tun können

Es gibt eine Menge an Dingen, die Sie selbst tun können, um sich in der eigenen Haut wieder wohlzufühlen. Dazu zählen sowohl gezielte Techniken im Umgang mit Skin Picking als auch grundlegende Veränderungen in der Lebensführung. Vor allem Letzteres kann als Grundsatzarbeit verstanden werden, wodurch das eigene Selbstbewusstsein gestärkt und das Lebensgefühl verbessert wird. Eine solche Grundlage entzieht zum einen der Erkrankung den Nährboden, zum anderen macht es den Betroffenen die konkrete Arbeit an der Erkrankung leichter. Eine Arbeit, die nicht einfach und bei einem besseren Lebensgefühl leichter zu bewältigen ist. Deshalb beschreiben wir erst später die konkreten Techniken zur Bewältigung von Skin Picking-Episoden. Zunächst geht es darum, sich eine positivere Ausgangslage zu schaffen.

Zu einem besseren Umgang mit sich selbst zählt auch, mit dem Äußeren behutsamer umzugehen. Sie sollen erfahren, wie man sich trotz roter Stellen und Verletzungen in der eigenen Haut wohlfühlen und wie man den Schaden bei Skin Picking möglichst begrenzen kann.

Bei allen Bemühungen und Veränderungen kann es sein, dass man immer mal wieder Rückschläge und schlechtere Phasen erlebt. Wir zeigen, wie man konstruktiv mit solchen Rückfällen und schlechteren Phasen umgehen kann. Heraus aus der Isolation zu kommen und Kontakt zu anderen Betroffenen wird von vielen als hilfreich empfunden und ist ein wichtiger Baustein für ein gestärktes Selbstbewusstsein. Am Ende dieses Kapitels erfolgt wie immer eine kurze Zusammenfassung.

Grundlegende Veränderungen für ein besseres Lebensgefühl

Wenn jemand an Skin Picking erkrankt ist, so ist meist auch die Lebenszufriedenheit insgesamt beeinträchtigt. Betroffene berichten von hoher Belastung und großer Anspannung, mangelndem Ausgleich und einem unzureichenden Selbstwertgefühl. Oft sind diese Punkte Risikofaktoren für Skin Picking und werden gleichzeitig durch Knibbel- und Kratzattacken verstärkt. Herauszufinden, welche persönlichen Bedingungen Skin Picking begünstigen und welche sie verringern, ist ein erster wichtiger Schritt, um einen Ausstieg aus diesem Teufelskreis zu finden.

Beobachten Sie sich im Alltag: Wann ist Skin Picking bei Ihnen stärker ausgeprägt? Und wann schwächer bis gar nicht vorhanden?

Es geht darum, herauszufinden, welche Lebensumstände, Situationen, Bedingungen, inneren Zustände usw. Skin Picking begünstigen und welche sie verringern. (Sie können dafür auch auf das Selbstbeobachtungsprotokoll S. 78 zurückgreifen.)

Wenn Sie diese Analyse durchgeführt haben, überlegen Sie sich, was Sie genau ändern möchten und mit welchen Mitteln. Am besten ist es, wenn Sie sich ganz konkrete Maßnahmen vornehmen und deren Umsetzung genau planen.

Manche Veränderungen sind dafür geeignet, fest in den Alltag eingebaut und konsequent verfolgt zu werden, wie z. B. ausreichender Schlaf und gesunde Ernährung. Andere dagegen sind nur zu bestimmten Zeiten durchführbar, wie z. B. Freunde treffen, zum Sport gehen, Musik machen oder malen. Wieder andere Maßnahmen müssen passend »dosiert« werden, wie beispielsweise Erholung für sich allein und in der Gruppe. Hier kommt es darauf an, für sich eine gute Mischung zu finden.

Wie ein Plan aussehen kann, sehen Sie hier:

SELBSTHILFEBOGEN 1 Grundlegende Veränderungen (Beispiel)

Was verstärkt Skin Picking?	Konkrete Gegenmaßnahme
Schlafmangel	in der Woche spätestens um 23 Uhr ins Bett gehen
zu lange arbeiten ohne Pause	nach 1,5 Stunden 15 Minuten Pause machen
Stress und Anspannung	in der Mittagspause und abends 10 Minuten meine Entspannungsübungen durchführen
Was schwächt Skin Picking?	**Konkrete Maßnahme**
Sport	montags Badminton mit Peter
Kontakt mit Freunden	mind. 1 ×/ Woche verabreden mit Freunden 1 × / Woche telefonieren

Einen leeren Selbsthilfebogen für Ihre eigenen Maßnahmen können Sie im Internet downloaden unter: https://balance-verlag.de/product/die-eigene-haut-retten/

Etwas für das Selbstwertgefühl tun

Viele Betroffene haben ein schlechtes Bild von sich selbst, können sich nicht leiden, sehen nur die eigenen Schwächen und kritisieren sich selbst am schärfsten. Dies war oft schon vor der Erkrankung so und wird durch die Erkrankung noch weiter verstärkt.

Sie haben Schwierigkeiten, das Bearbeiten der Haut als eine menschliche Schwäche zu betrachten und – besonders wichtig! – es nur als einen Teil ihrer Persönlichkeit zu sehen. Skin Picking macht nicht die gesamte Persönlichkeit aus. Es gilt, die zig anderen Eigenschaften und Fähigkeiten zu entdecken, die positiv sind und die einen zu einem liebenswerten und wertvollen Menschen machen.

Es mag Ihnen anfangs komisch vorkommen, doch ein erster Schritt für ein besseres Selbstwertgefühl ist es, sich ganz konkret die eigenen Stärken und positiven Eigenschaften vor Augen zu führen.

Überlegen Sie, was Sie besonders gut können, wofür Sie häufig gelobt werden und was Sie besonders an sich mögen. Und ganz wichtig: Schreiben Sie diese Merkmale auf und lesen Sie sich diese immer wieder durch. Bestimmt kommen mit der Zeit neue hinzu.

Generell sollten Sie es sich zur Aufgabe machen, Ihren Stärken mehr Aufmerksamkeit zu widmen als Ihren Schwächen. Beginnen Sie damit, mehr darauf zu achten, was Sie gut machen, statt nur den Blick auf Ihre Fehler und Schwächen zu lenken. Wenn Sie gezielt etwas für Ihr Selbstwertgefühl tun möchten, so können wir Ihnen das Buch »Von der Freude, den Selbstwert zu stärken« von Friederike Potreck-Rose (2021) empfehlen, die viele Anregungen gibt, wie man liebevoller mit sich umgehen kann (siehe »Adressen und Literaturempfehlungen«).

Belastungen reduzieren

Stress und übermäßige Belastungen verstärken Skin Picking sehr häufig. Stressbewältigung und Belastungsreduktion sind daher wichtige Ansatzpunkte, um der Erkrankung ein Stück weit die Grundlage zu entziehen.

Prüfen Sie sich selbst: Was sind persönliche Stressquellen wie z. B. zu hohe Ansprüche an sich selbst, nicht Nein sagen können, sich zu viel vornehmen? Dann schauen Sie auf Ihre Aufgaben: Welche Belastungen lassen sich reduzieren – können Sie z. B. Aufgaben abgeben oder auf einen anderen Tag verschieben? Wo lassen sich eigene Ansprüche verringern? Es muss nicht immer alles perfekt sein!

Nicht jeder Stress wird sich vermeiden lassen, aber Sie können lernen, besser mit Stress umzugehen. Was hilft Ihnen? Entspannungsübungen, Sport, ausreichend Pausen? Probieren Sie auch einmal etwas Neues aus: Vielleicht macht es Ihnen Spaß, Qigong oder Feldenkrais zu lernen oder tanzen zu gehen.

Für Ausgleich sorgen

Bei vielen Betroffenen ist Skin Picking eine wichtige Möglichkeit, sich zu entspannen, sich abzulenken oder sich zu beruhigen. Oft ist es sogar der einzige positive Ausgleich. Daher ist es ganz wichtig, andere Möglichkeiten aufzutun und zu nutzen, um sich zu entspannen und von unangenehmen Zuständen abzulenken.

Immer gut ist es, wenn man sich mittels eines Entspannungsverfahrens beruhigen kann. Progressive Muskelentspannung, Fantasie-Reisen, autogenes Training, Yoga – die Auswahl ist groß, sodass sicher für jeden etwas dabei ist.

Hat man gute Möglichkeiten gefunden, anderweitig für Ausgleich zu sorgen als durch Skin Picking, merkt man häufig, wie viel mehr Zeit einem zur Verfügung steht, die man sonst mit dem Bearbeiten der Haut vergeudet hat.

Hilfreich ist es, sich eine größere Auswahl an positiven Aktivitäten zuzulegen, um die neu gewonnene Zeit sinnvoll zu nutzen und nicht in ein Loch zu fallen oder diese neue Situation als unangenehme Leere zu empfinden.

Positive Aktivitäten können aus ganz verschiedenen Bereichen stammen. Wir stellen Ihnen eine Auswahl der weit über hundert Vorschläge vor, die Gudrun Görlitz in ihrem Buch »Selbsthilfe bei Depressionen« (2019) zusammengestellt hat. Wir können dieses Buch auch sehr empfehlen, wenn man nicht depressiv ist, aber häufig unter schlechter Stimmung leidet. Gerade durch einen so starken Einschnitt wie einer Pandemie können wir alle solche Hilfestellungen gut gebrauchen:

Positive Aktivitäten (nach Görlitz 2019)

- körperliche Aktivitäten aus- und aufbauen, z. B. Rad fahren, zu Hause tanzen
- Sozialkontakte herstellen und pflegen, z. B. mit Freunden essen gehen
- Kreativität mobilisieren und fördern, z. B. Nähen, ein neues Kochrezept ausprobieren
- den Spieltrieb beleben, z. B. einen Spieleabend organisieren, Einradfahren lernen, Puzzeln
- Selbstförderung, z. B. einen Vortrag besuchen, an Workshops oder Onlineseminaren teilnehmen
- sich Gutes tun, genießen, die Sinne schulen, z. B. eine Duftlampe aufstellen oder ein Bad einlassen
- Neues und Ungewöhnliches wagen, z. B. eine andere Frisur ausprobieren, reisen
- Erledigungs- und Belastungsberge verkleinern, z. B. Feierabendzeit ab 19 Uhr einführen
- schöne Erlebnisse mit Partner, Familie und Freunden planen, z. B. Ausflüge machen

Um für den Alltag gut gewappnet zu sein und um diesen schöner zu gestalten, ist es am besten, man überlegt sich verschiedene Möglichkeiten im Vorhinein, schreibt sie auf und baut sie gezielt in den Tagesablauf ein. Dabei sollten auch solche Aktivitäten eingebaut werden, die man machen kann, wenn man gerade durch Skin Picking sehr eingeschränkt ist, weil man z. B. aus Scham nicht nach draußen gehen mag. Wenn Sie ganz konkret planen, wann Sie etwas machen möchten, haben Sie größere Erfolgschancen, als wenn Sie sich vornehmen, etwas »irgendwann« einmal auszuprobieren. Schreiben Sie Ihre Vorsätze am besten auf (siehe Selbsthilfebogen 1, S. 69), dann ist es meist verbindlicher.

Das Erarbeiten von Ausgleichmöglichkeiten sollte für Sie aber nicht in Stress ausarten. Konzentrieren Sie sich auf eine Handvoll Aktivitäten, die Sie wirklich gerne machen und die sich leicht in Ihren Alltag einbauen lassen. Das können ganz einfache Dinge sein, wie die obige Liste zeigt.

Sicherlich gibt es noch viele weitere Bereiche, in denen Sie für sich Veränderungsbedarf sehen, auf die einzugehen aber den Rahmen dieses Buches sprengen würde.

Wenn Sie selbst nicht wie gewünscht weiterkommen, so stehen Ihnen mittlerweile zahlreiche gute Bücher zur Verfügung, die Ihnen Tipps und Anregungen geben können (siehe »Adressen und Literaturempfehlungen«). Und natürlich können Sie sich auch Unterstützung suchen (siehe »Sich professionelle Hilfe suchen«).

Grundlegende Veränderungen sind in jedem Fall sinnvoll, um Skin Picking den Boden zu entziehen. Diese allein werden jedoch selten ausreichen, wenn es sich bei dem Bearbeiten der Haut schon um eine hartnäckige Gewohnheit handelt. Dann ist der Einsatz spezieller Techniken sinnvoll, die direkt auf das Bearbeiten der Haut abzielen.

Techniken zur Bewältigung von Skin Picking-Episoden

An verschiedenen Stellen dieses Buches wurde bereits deutlich, dass Skin Picking bei allen Nachteilen zunächst eine positive Wirkung hat. Es kann entspannen und beruhigen, ablenken und trösten. Unangenehme, negative Gedanken und Gefühle hören auf, an ihre Stelle treten angenehme Empfindungen. Für die Selbsthilfe ist dies wichtig zu wissen: Man muss zunächst etwas Positives aufgeben, was stets sofort gewirkt hat, und wird erst in mittelbarer Zukunft mit neuen Errungenschaften belohnt werden: ohne Schminke aus dem Haus gehen, Schwimmen und Saunagänge genießen, Menschen wieder näherkommen. Daher sind Strategien wichtig, die helfen, sich in dieser schwierigen Umstellungsphase zu motivieren. Bevor wir einige Techniken zur Bewältigung von Skin Picking-Episoden vorstellen, möchten wir Ihnen zunächst eine kleine Auswahl an bewährten Motivationsstrategien nennen, die Sie zusätzlich zu Ihren eigenen Strategien nutzen können.

Sich motivieren

Wenn Sie noch unentschlossen sind, ob Sie grundlegend etwas gegen Skin Picking unternehmen möchten, hilft es, kurz- und längerfristige Vor- und Nachteile dieser Veränderung aufzulisten. Mithilfe einer sogenannten Vier-Felder-Tafel können Sie feststellen, ob sich Veränderungen und der damit zusammenhängende Aufwand wirklich lohnen.

SELBSTHILFEBOGEN 2 Analyse der Konsequenzen (Beispiel)

Möglichkeiten	Kurzfristige Folgen	Langfristige Folgen
Ich mache etwas gegen Skin Picking.	– Es wird mir erst mal nicht gut gehen, wenn ich Skin Picking aufgebe. + Es wäre entlastend, endlich etwas dagegen zu tun. + Ich habe mehr Zeit für andere Dinge.	– Ich muss mich Herausforderungen stellen, vor denen ich Angst habe und die ich zurzeit vermeide. + Meine Haut wird besser. + Ich werde wieder selbstbewusster. + Ich traue mich wieder unter Leute. + Ich kann eine Beziehung eingehen. + Ich kann mit meinem Freund in die Sauna gehen.
Ich lasse alles beim Alten.	+ Ich mag meine Knibbel-Episoden. + Skin Picking hilft mir bei Stress und Anspannung. – Ich schäme mich. – Meine Haut sieht scheußlich aus.	– Die Narben werden mehr. – Mein Selbstwert wird immer schlechter. – Ich werde wichtige persönliche Ziele nicht erreichen.

Einen leeren Selbsthilfebogen für Ihre eigenen Maßnahmen können Sie im Internet downloaden unter: https://balance-verlag.de/product/die-eigene-haut-retten/

Vielen macht der Blick auf die Vier-Felder-Tafel deutlich, dass die Nachteile mit der Zeit zunehmen, wenn man alles beim Alten lässt. Gleichzeitig sehen Sie schwarz auf weiß, dass die Belohnung in der Zukunft doch beachtlich ist, wenn man sich jetzt ändert. Wenn Sie sich entschieden haben, etwas gegen Skin Picking zu unternehmen, so können Sie sich weiter motivieren, indem Sie sich die Belohnungen in der Zukunft konkreter vorstellen. Was wäre alles möglich ohne Skin Picking: im Sommer ein schulterfreies Kleid tragen, eine Woche Strandurlaub, mit Freunden schwimmen gehen. Entwickeln Sie klare Vorstellungen von Zielen, die Sie motivieren können, durchzuhalten.

Wenn Sie sich dazu entschlossen haben, gegen Skin Picking anzugehen, so sollten Sie sich für jeden kleinen Schritt, der Sie Ihrem Ziel näherbringt, ausreichend loben.

Loben Sie sich nicht nur für Erfolge, sondern auch dafür, dass Sie überhaupt etwas tun. Loben Sie sich auch dann, wenn Sie einmal nicht so erfolgreich waren. Führen Sie sich Ihre Bemühungen und Ihre Fortschritte vor Augen, am besten schriftlich. Setzen Sie sich Teilziele und belohnen sich, wenn Sie diese erreicht haben. Schenken Sie sich größere Belohnungen, wenn Sie größere Teilziele erreicht haben.

Mit Belohnungen sind nicht nur solche materieller Art gemeint, sondern alles, was Ihnen guttut, beispielsweise ein Entspannungsbad, ein Lieblingskleid anziehen, es sich gemütlich machen. Die wichtigste Belohnung, die man fast nicht überdosieren kann, ist die tägliche Wertschätzung dessen, was man gemacht hat.

Ein guter Start in den Tag

Von besonders erfolgreichen Menschen hat man mittlerweile gelernt, dass eines ihrer Erfolgsgeheimnisse darin besteht, früh aufzustehen und den Morgen zu nutzen – und zwar nicht zum Arbeiten oder zur Pflichterfüllung, sondern zur Eigenmotivation. Der Tag ist noch frisch und wie man den Tag beginnt, so gestaltet sich dann oft auch der Rest des Tages. Ein sehr bewusster, liebevoller Einstieg in den Tag kann einem sehr viel Kraft geben und Ängste nehmen.

Zu den morgendlichen Ritualen zählen z.B. Sport, Meditation und Visualisierung. Mit Visualisierung ist gemeint, dass man positive innere Bilder davon entwickelt, was man erreichen möchte, z.B. ein inneres Bild des eigenen Gesichtes mit glatter Haut). Denn was man sich vorstellen kann, das kann man häufig auch leichter in die Tat umsetzen. Positive Bilder tragen einen durch den Tag und helfen, entfernt liegende Ziele zu erreichen.
Aus unserer Sicht lohnt es sich, etwas früher aufzustehen, um Zeit für ein morgendliches Ritual zu haben, weil dieses dabei helfen kann, etwas mehr Ruhe und Gelassenheit, Stärke und innere Sicherheit in den Alltag zu bringen.

Vorbereitung: Selbstbeobachtung

Der erste Schritt zur Bewältigung von Skin Picking beginnt mit dem Schulen der eigenen Wahrnehmung: Wann und wo kommt es überhaupt zum Bearbeiten der Haut? Eine systematische Selbstbeobachtung hilft, Auslöser und Begleitumstände besser zu erkennen. Manchmal werden dadurch erst Zusammenhänge sichtbar, die sonst im Alltag untergehen. Eine genaue Beobachtung und Analyse des Skin Pickings selbst kann helfen, gezielt alternative Handlungen zu entwickeln. Selbstbeobachtungsfertigkeiten helfen auch, Skin Picking-Episoden zu verkürzen und zu stoppen, um den Schaden möglichst klein zu halten.

Auch wenn es mühsam ist, so empfehlen wir, die Selbstbeobachtung schriftlich und über einen längeren Zeitraum (mindestens eine Woche, lieber länger) zu dokumentieren. Diese Vorgehensweise lohnt sich, weil Ihnen im Vergleich der Skin Picking-Episoden nach und nach Ihre Verhaltensweisen und die Begleitumstände bewusster werden und Sie leichter etwas dagegen tun können. Die Selbstbeobachtung hat am

Anfang häufig auch einen therapeutischen Effekt: Das Knibbeln und Kratzen wird oft weniger, wenn man alles aufschreiben muss.

SELBSTHILFEBOGEN 3 Selbstbeobachtungsprotokoll (Beispiel)

Datum:

Ort und Uhrzeit	Begleitende Tätigkeit	Gefühl vorher	Gedanken vorher	Körperempfindungen vorher	Dauer der Episode	Betroffene Körperstelle(n)
Bad, 16 Uhr	keine	Langeweile, leicht gereizt	nichts Besonderes	ange-spannt	15 Min.	Gesicht
18:30 Uhr	lernen	Unlust	muss lernen, kann mich nicht konzen-trieren	nichts Besonderes	10 Min.	Beine
Bad, 21 Uhr	keine	Müdigkeit, innere Leere	traurig über doofe Bemerkung	schwere Glied-maßen	7 Min.	Gesicht

Einen leeren Selbsthilfebogen für Ihre eigenen Maßnahmen können Sie im Internet downloaden unter: https://balance-verlag.de/product/die-eigene-haut-retten.
Am besten ist es, wenn Sie die Spalten möglichst direkt nach einer Skin Picking-Episode ausfüllen, dann ist alles noch frisch in Erinnerung.

Vorbeugen: Auslöser beseitigen, Schutzfaktoren fördern

Wenn Sie längere Zeit ein Selbstbeobachtungsprotokoll führen, sammeln Sie gleichzeitig Informationen für den Einsatz einer speziellen Technik, der sogenannten Stimuluskontrolle. Diese Kontrolle hat folgenden Sinn: Auslöser (= Stimuli) für das Bearbeiten der Haut sollten so weit wie möglich eingegrenzt, beseitigt oder vermieden werden. Schutzfaktoren, die Ihnen helfen, dem Knibbel-Drang zu widerstehen, sollen dagegen genutzt, verstärkt und vermehrt werden. Vergegenwärtigen Sie sich mithilfe Ihrer Protokolle, welche Orte, Zeiten, Gefühle, Gedanken und Tätigkeiten am häufigsten vorkommen und auslösend wirken.

Beispiele zur Eingrenzung und Beseitigung von Auslösern

- weiche, einfache Servier- oder Kellnerhandschuhe tragen
- Pflaster auf Fingerkuppen kleben
- Fingernägel kurz schneiden*
- Hilfsmittel wegschließen oder wegwerfen*
- Spiegel abhängen oder vollständig übermalen; Hand- und Vergrößerungsspiegel entfernen
- gedimmtes oder kein Licht im Bad
- Alleinsein reduzieren
- von der »Knibbel-Körperhaltung« abweichen, indem man z. B. auf einem Ball sitzt oder im Stehen arbeitet, im Schneidersitz auf dem Boden fernsieht (keine Abstützmöglichkeit)
- Strumpfhosen tragen, wenn man an den Beinen knibbelt
- neue Waschmöglichkeiten auftun: Statt Waschen im Bad feuchte Abschminktücher** benutzen, dabei Gesichtsreinigung in ein anderes Zimmer ohne Spiegel verlegen, gegebenenfalls eine Waschschüssel verwenden, um nach der Reinigung mit den Tüchern das Gesicht etwas abzuspülen

* Ist nur empfehlenswert, wenn Skin Picking-Episoden nicht mehr so stark auftreten, da stumpfe Finger und stumpfe Gegenstände beim Bearbeiten der Haut größeren Schaden anrichten können.

** Bitte sichergehen, dass mit den Tüchern keine allergischen Reaktionen entstehen oder Pickel eher gefördert werden.

Aus dem Protokoll und Ihren anderen persönlichen Erfahrungen können Sie außerdem ableiten, welche Situationen und Bedingungen Skin Picking-Episoden verhindern.

Das Protokoll hilft Ihnen auch, den Erfolg von neuen Techniken zu dokumentieren, die Sie vielleicht nach der Lektüre dieses Buches ausprobieren möchten.

Beispiele zur Förderung von Schutzfaktoren

- Zum Lernen und Studieren öffentliche Räume aufsuchen, wie Cafés, Bibliotheken, Schulräume, das Homeoffice mit einer weiteren Person teilen
- Sich häufig mit anderen Leuten umgeben, z.B. in einer WG wohnen, Zeit mit Freunden verbringen, öffentliche Räume aufsuchen (dies kann auch die Scheu vor Mitmenschen mildern)
- Klebezettel an Telefon, Fernbedienung oder Computer anbringen, die einen an eine bestimmte Körperhaltung erinnern oder die motivierende Sätze enthalten
- Fotos von sich aufhängen, auf denen man sich hübsch findet
- Wenn man allein ist, sich vorstellen, jemand sei im Raum

Wenn Sie Ihre eigenen Auslöser und Schutzfaktoren identifiziert haben, überlegen Sie, welche Maßnahmen zu Ihnen passen und welche Sie als hilfreich empfinden.

Überlegen Sie sich, mit welchen Maßnahmen Sie anfangen wollen. Damit es klappt, sollten Sie ganz konkret planen, wann und wo Sie etwas anders machen wollen. Achten Sie aber darauf, dass Sie sich nicht zu viel auf einmal vornehmen und sich überfordern. Fangen Sie lieber mit kleinen Veränderungen an; wenn die klappen, nehmen Sie die nächsten in Angriff, Stück für Stück.

Habit-Reversal-Training

Beim Habit-Reversal-Training (deutsch: Training zur Gewohnheitsumkehr) soll Skin Picking gestoppt werden, indem ein konkurrierendes Verhalten erlernt wird. Dieses soll immer dann ausgeführt werden, wenn der Betroffene den Drang verspürt, die Haut zu bearbeiten. Man könnte auch sagen, dass eine Ersatzhandlung einstudiert wird. Das Habit-Reversal-Training eignet sich gut als Selbsthilfetechnik. Nach einer Untersuchung (Moritz u. a. 2012) berichtete die Hälfte der Anwenderinnen und Anwender von einem deutlichen Rückgang des Skin Pickings. Die folgende Beschreibung entspricht im Wesentlichen den Inhalten des Selbsthilfemanuals, das in der Untersuchung eingesetzt wurde (Moritz & Fricke, www.uke.de/impulskontrolle).

Wollen Sie diese Methode einsetzen, so sollten Sie sich zuerst ein Alternativverhalten überlegen, welches sich deutlich vom Skin Picking unterscheidet und damit nicht vereinbar ist. Es sollte außerdem unauffällig sein, damit Sie es im Alltag gut einsetzen können. Und da es ein bis drei Minuten eingesetzt wird, sollte es nicht zu anstrengend sein.

Beispiele für alternatives Verhalten zum Skin Picking

- sich auf die Hände setzen
- die Hände zu Fäusten ballen
- die Hände wie zum Gebet falten
- Hände in die Hosentaschen stecken
- Hände beim Verschränken der Arme ballen
- Hilfsmittel wie Stifte, ein Buch oder Armlehnen mit beiden Händen umfassen
- einen Stress- oder Igel-Ball kneten
- einen kleinen Gegenstand wie eine Münze in der Hosentasche zwischen die Finger nehmen

Bitte verstehen Sie diese Beispiele als Anregungen und prüfen Sie, was für Sie passt. Wenn nichts davon Ihnen geeignet erscheint, so entwickeln Sie ein für Sie selbst passendes Verhalten, das Ihre Hände »beschäftigt« und von Ihrer Haut fernhält.

Wenn Sie ein alternatives Verhalten für sich gefunden haben, so sollten Sie es immer dann einsetzen, wenn Sie den Drang verspüren, Ihre Haut zu bearbeiten. Wenn Sie merken, dass der Drang da ist, dann falten Sie z. B. die Hände für ein bis drei Minuten wie zum Gebet. Die Erfahrungen aus der Selbstbeobachtungsphase kommen Ihnen dabei zugute, weil Sie sehr viel aufmerksamer dafür geworden sind, wie sich der Drang ankündigt. Sollten Sie feststellen, dass Sie schon dabei sind, die Haut zu bearbeiten, dann unterbrechen Sie das Knibbeln sofort und führen stattdessen die alternative Handlung aus, wieder für ein bis drei Minuten.

Das Training beginnt mit gedanklichen »Trockenübungen«, wobei Sie schon die gewählte Alternativbewegung ausführen können, dann folgt der Einsatz in leichteren Alltagssituationen und wird allmählich auf schwierigere Situationen übertragen. Stellen Sie sich also zunächst vor, wie Sie in einer auslösenden Situation sind und erfolgreich das alternative Verhalten anstelle des Skin Pickings einsetzen. Beispielsweise sitzen Sie in Ihrer Vorstellung auf dem Sofa und falten die Hände, statt mit den Fingern eine Hautunreinheit im Gesicht zu bearbeiten. Stellen Sie sich mindestens 30 Sekunden vor, dass Sie die Hände in dieser Haltung lassen und dem Drang, Ihr Gesicht zu berühren, widerstehen. Danach können Sie eine andere leichte Situation für Ihre Vorstellungsübung wählen.

Oft braucht es auch einen alternativen Reiz. Da Skin Picking oft dazu dient, sich zu spüren oder Spannungen abzubauen, kann es hilfreich sein, einen Igelball zu kneten oder die Hände leicht auf die

Borsten einer Haarbürste zu drücken. So entsteht ein alternativer Reiz und Anspannung kann abgebaut werden.

Damit Sie bald Erfolge haben, trainieren Sie am besten täglich. Das Training sollte 15 Minuten dauern, in denen Sie sich die Alternativhandlung in unterschiedlichen Situationen vorstellen. Wenn Sie das Gefühl haben, dass Sie die Situation und die dazugehörige Alternativhandlung ohne Probleme abrufen können, so übertragen Sie die Übungen auf die reale Situation. Dies kann sich sowohl auf den Impuls vor dem Knibbeln beziehen als auch auf das Knibbeln selbst:

Impulskontrolle → Sie sitzen auf dem Sofa und verspüren den Impuls, eine Hautunreinheit zu bearbeiten. Stattdessen falten Sie ein bis drei Minuten die Hände oder rollen einen Igelball in Ihren Händen.

Handlungskontrolle → Sie sitzen auf dem Sofa und Ihnen wird bewusst, dass Sie eine Hautunreinheit bearbeiten. Stattdessen falten Sie ein bis drei Minuten die Hände.

Je häufiger Sie das neue Verhalten anstelle des alten Problemverhaltens in auslösenden Situationen einsetzen, desto größer ist die Chance, dass Sie ein Alternativverhalten aufbauen. Wenn Sie leichtere Situationen bewältigen, wählen Sie nach und nach schwierigere Situationen aus.

Wichtig ist, das neue Verhalten täglich konsequent zu üben, dann stellt sich der Erfolg am schnellsten ein. Je öfter Sie das alternative Verhalten trainieren, desto schneller kann es sich durchsetzen. Wenn Sie regelmäßig üben, werden Sie es irgendwann einsetzen, ohne groß nachzudenken. Sie werden außerdem merken, dass die Aufmerksamkeit für erste Warnsignale mit der Zeit immer größer wird. Das heißt, Sie werden für die Anzeichen sensibler und können früher gegensteuern.

Neben dem Habit-Reversal-Training gibt es weitere Strategien, die Skin Picking-Episoden stoppen können. So können Sie, wenn eine Episode unmittelbar bevorsteht, versuchen, den Beginn zuerst um eine Minute hinauszuzögern, dann um eine weitere Minute usw. Wenn sich eine Episode nicht aufhalten lässt, so können Sie versuchen, die Knibbel-Zeiten einzugrenzen, indem Sie den Wecker auf eine realistische Zeit stellen, die etwas unter der gewohnten liegt. Beim Klingeln bricht man das Knibbeln ab und geht woanders hin. Allmählich versucht man dann, die erlaubte Zeit zu reduzieren.

Wählen Sie für sich aus, was passend für Sie sein könnte. Und entwickeln Sie eigene Maßnahmen, die Sie persönlich hilfreich finden. Der Kreativität sind dabei keine Grenzen gesetzt.

Abschließend kommen wir noch einmal auf das Thema »Für einen positiven Ausgleich sorgen« zurück. Wenn Sie die beschriebenen Techniken erfolgreich anwenden, werden Sie allmählich mehr Zeit zur Verfügung haben, die sinnvoll gefüllt sein will. Positive Aktivitäten helfen, eine Alternative zu Skin Picking zu entwickeln und weniger zu knibbeln und zu kratzen. Wenn Sie beginnen, konkrete Techniken gegen Skin Picking anzuwenden, planen Sie gleichzeitig, wie Sie die neu gewonnene Zeit füllen wollen – und wenn es »nur« bewusstes Entspannen ist.

Pflege der Haut

Wer an Skin Picking erkrankt ist und dem Bearbeiten der Haut kaum oder gar nicht widerstehen kann, kann durch einige Vorkehrungen und Nachbehandlung versuchen, den Schaden so klein wie möglich zu halten. Wünschenswert wäre es natürlich, sich ganz von der Erkrankung zu befreien. Dies ist aber nicht immer und zu jeder Zeit möglich, sodass es gut ist, Maßnahmen der Schadensbegrenzung zu kennen. Wir möchten dazu im folgenden Abschnitt einige Anregungen geben, empfehlen aber, sich zusätzlich von einer medizinischen Kosmetikerin oder einer Hautärztin beraten zu lassen (siehe »Behandlung der Haut«).

Hautpflege

Grundsätzlich ist beim Thema Hautpflege zu sagen: Die Trigger müssen weg – so weit wie möglich. Je glatter die Haut, desto weniger Pickel, um daran herumzuknibbeln. Es gibt mittlerweile sehr gute Pflegeanleitungen, die helfen, aus einer unreinen Haut eine glattere Haut mit weniger Pickeln zu machen. Hautärztinnen und Kosmetikerinnen können da eine große Hilfe sein.

Die Haut braucht in erster Linie eine sanfte Pflege. Bei Pickeln, fettiger und unreiner Haut liegt oft die Versuchung nahe, der Haut das Öl zu entziehen und die Pickel mit aggressiven Mitteln auszumerzen. Damit erzielt man allerdings meist das Gegenteil. Etliche Bloggerinnen und Vlogger zeigen in Videos und Artikeln im Internet, wie sie ihre Akne losgeworden sind. Sie haben häufig sehr schonende Pflegeroutinen entwickelt, die systematisch auf einzelnen Schritten aufbaut. Diese Hautpflege hat sich nicht nur bei Unreinheiten bewährt, sondern auch bei ersten Zeichen der Hautalterung.

Am Anfang steht zunächst die Reinigung. Hier braucht es eine sanfte Reinigung, die der Haut nicht komplett Feuchtigkeit entzieht und ihre Barriere zerstört. Zum Abtrocknen sollte immer ein frisches Handtuch benutzt werden, da sich in diesen schnell Bakterien ansammeln. Eine Alternative wäre, sich das Gesicht mit einem Papiertuch trockenzutupfen. Danach kann mithilfe alkoholfreier Toner und auf die Haut abgestimmten Cremes der Säureschutzmantel der Haut weiter gestärkt und die Haut gepflegt werden.

Tagsüber ist es sinnvoll, die Haut mit einer Feuchtigkeitspflege zu versorgen, die leicht ist und nicht beschwert. Das kann ein Serum sein, ein Fluid oder eine leichte Creme. Wichtig, um Verhornungen und Pickeln vorzubeugen, ist eine gute Sonnencreme für fettige und unreine Haut, die vor allem im Frühjahr und Sommer aufgetragen werden sollte. Denn Sonne bewirkt, dass die Haut austrocknet, faltig und unrein wird. Ein guter Sonnenschutz ist daher wichtig.

Bei allen Pflegeschritten gilt immer: nicht rubbeln, reiben, auch nicht mit Tüchern oder Wattepads. Immer vorsichtig die Pflege auftragen und auch wieder abnehmen. Besser tupfen oder einklopfen.

Grundsätzlich hat es sich bei der Hautpflege in Bezug sowohl auf Akne als auch auf Hautalterung mittlerweile bewährt, Milch-, Frucht oder Salicylsäuren einzusetzen. AHAs (Alphahydroxysäuren wie Glykolsäure und Milchsäure) und BHA (Betahydroxysäure/Salicylsäure) lösen beide die Bindungen, die abgestorbene Hautzellen auf der Hautoberfläche festhalten. Diese wirken gegen verstopfte und vergrößerte Poren, Falten und Unebenheiten. Allerdings bedarf es hier der genauen Kenntnis über die richtige Anwendung dieser aktiven Inhaltsstoffe. Eine Hautärztin oder Kosmetikerin kann Sie hierzu gut beraten und Ihnen die richtigen Produkte erklären und anbieten. Auch gibt es im Internet sehr erfahrene Hautexpertinnen, über deren Websites, aber auch Blogs und Vlogs Sie vieles über die Anwendung und Wirkungsweise der Produkte erfahren können.

Grundsätzliche Vorsichtsmaßnahmen

Vor einer Episode werden meist keine Gedanken an Hygiene verschwendet, da der Drang, sich möglichst schnell an der Haut zu erleichtern, größer ist als der Wille, vorher noch irgendwelche Vorkehrungen zu treffen. Trotzdem sollte man versuchen, den Drang so weit aufzuschieben, dass der Schaden etwas reduziert werden kann. Daher empfehlen wir Folgendes:

Hände vorher immer reinigen → Gerade unter den Fingernägeln befindet sich Dreck, der in die verletzten Poren der Haut eindringen kann. Am besten ist es sogar, wenn man sich Taschentücher um die Fingerspitzen wickelt. Empfehlenswert ist auch, die zu bearbeitende Hautstelle vorher zu reinigen.

Hilfsmittel desinfizieren → In der Regel raten wir dazu, Hilfsmittel wie z. B. Pinzetten wegzuwerfen, da sie Auslöser sein können. Bearbeitet man die Haut aber trotzdem noch aus verschiedensten Gründen, so kann das Drücken und Quetschen mit stumpfen Gegenständen und Fingern noch größeren Schaden anrichten. Aus diesem Grund kann es besser sein, Hilfsmittel wie Pinzetten oder Nadeln zu benutzen, die viel präziser eingesetzt werden können. Eventuelle Hilfsmittel sollten desinfiziert und steril sein. In der Apotheke gibt es z. B. sterile Nadeln und Desinfektionsmittel, um Pinzetten zu reinigen. Alle Betroffenen jedoch, bei denen Hilfsmittel ein deutlicher Auslöser sind, der erst recht dazu verleitet, die Haut exzessiv zu bearbeiten, sollten diese natürlich wegwerfen.

Blutungen vermeiden → Wenn möglich, sollten Pickel nur so weit ausgedrückt werden, dass Talg und Eiter herauskommen, nicht aber Blut. Dann ist die Verletzung geringer.

Vorsorge treffen → Wer im Laufe des Tages bei der Arbeit oder unterwegs immer mal wieder Hautstellen aufkratzt oder drückt, sollte stets ein Desinfektionsmittel dabei haben, das lokal aufgetragen werden kann.

Impfschutz auffrischen → Zum Schutz vor schwerwiegenderen Infektionen ist es (auch unabhängig von Skin Picking) sinnvoll, sich entsprechend ärztlichen Empfehlungen impfen bzw. den Impfschutz auffrischen zu lassen.

Professionelle Hilfe nutzen → Wer grundsätzlich an Akne leidet oder tatsächlich immer wieder mit Pickeln zu kämpfen hat, sollte eine Hautärztin aufsuchen, um vorbeugende Maßnahmen zu erfragen und anwenden zu können. Dies können beispielsweise Medikamente zur Einnahme sein oder Produkte, die auf die Haut aufgetragen werden.

Behandlung von Verletzungen und Narben

Nach Verletzungen sollte mit der Haut besonders pfleglich umgegangen werden, um den Heilungsprozess zu erleichtern und Entzündungen und Infektionen zu vermeiden. Vielen Menschen ist außerdem nicht bekannt, dass auch das Risiko schwerwiegenderer Infektionen über die Haut (wie z. B. Tetanus oder Meningitis) bestehen kann. Eine Hautärztin oder eine medizinische Kosmetikerin können hier am besten beraten. Folgendes sollten Sie in jedem Fall beachten:

Reinigen → Die bearbeitete Hautstelle sollte gereinigt werden. Dies kann auf unterschiedliche Weise erfolgen, zunächst z. B. durch das Reinigen des gesamten Gesichts oder anderer Hautpartien mit einem milden Reinigungsprodukt oder mit entsprechenden Reinigungstüchern. Dabei sollte man darauf achten, dass man kein ätzendes oder austrocknendes Hautprodukt verwendet. Dies irritiert die Haut nur noch weiter, führt zur Austrocknung und Verhornung. Die Folge ist, dass Talg noch schlechter abfließen kann und sich Pickel schneller wieder bilden können. Von aggressiven Akne-Produkten ist daher abzuraten.

Pflegen → Ist die Haut einmal gereinigt und sanft mit einem sauberen Handtuch oder Papiertuch abgetrocknet, so kann großflächig eine dem Hauttyp entsprechende Feuchtigkeitscreme aufgetragen werden, damit sich die Haut insgesamt beruhigt und Rötungen zurückgehen.

Desinfizieren → Die einzelnen Verletzungen können nun individuell und lokal behandelt werden. Dazu kann ein alkoholhaltiges Tonic bzw. Gesichtswasser auf einzelne Stellen aufgetragen werden, eine medizinische desinfizierende Lösung oder Creme oder auch Sole. Dies lässt sich am besten mit einem Wattestäbchen oder einem nicht fusselnden Wattepad bewerkstelligen. Die Cremes können mit sauberen Fingern aufgetragen werden.

Pflaster → Bei nässenden und offenen Wunden ist es ratsam, ein Pflaster locker über die Stelle zu kleben, sodass sie trocknen kann und keine Kleidung an ihr reibt. Der Einsatz von desinfizierendem Puder (kein Baby- oder Schminkpuder!) ist hier empfehlenswert, da er hilft, die Stelle trocken zu halten. Genauso helfen jodhaltige Tinkturen und Salben oder solche mit Teer, um die wunde Stelle zu versorgen.

Im Gesicht werden viele Betroffene die Wunden kaum mit Pflaster überdecken wollen – außer über Nacht. Hier sollte man die Wunde nach dem Desinfizieren eine Weile an der Luft trocknen lassen. Es gibt mittlerweile getönte Aknesalben, die man im Anschluss auf die Kruste auftragen kann.

Auch bei Verletzungen an der Kopfhaut sind Pflaster nicht nützlich. Wunden können hier wie oben beschrieben lokal desinfiziert werden. Zudem empfiehlt sich das Waschen der Haare nach einer stärkeren Episode im Kopfbereich, um die Wunden von Fett zu befreien.

Make-up

Es gibt zum Make-up-Gebrauch verschiedene Meinungen. Manche sagen, man solle sich jeglicher Foundation, jeden Puders und Concealers entledigen, da man sich dann nicht mehr trauen würde zu knibbeln. Mit roten Stellen umherzulaufen sei einfach zu peinlich. Mit dieser »Strafe« vor Augen würde man das Knibbeln unterlassen.

In der Tat ist es eine Strafe, mit roten Stellen im Gesicht oder auf anderen unbedeckten Körperstellen gesehen zu werden. Es macht traurig, ängstlich und ist sehr beschämend. Zum anderen führt es dazu, dass man sich gar nicht mehr aus dem Haus oder dem Bad traut und sich immer mehr zurückzieht. Und gerade Letzteres macht den Verzicht auf Make-up zu einer doppelten Strafe.

Sich durch drohende Bestrafung zu motivieren mag im Einzelfall hilfreich sein, doch wir halten es grundsätzlich für sinnvoller, sich positiv zu motivieren. Bestrafung tut dem Selbstwert nicht gut, der ohnehin bei vielen Betroffenen angeschlagen ist. Und wenn man sich nach einer Skin Picking-Episode mithilfe von Make-up wieder hübsch und gepflegt fühlen möchte – warum nicht?

Unserer Meinung nach kann das Benutzen von abdeckenden Produkten auch noch aus einem anderen Grund sinnvoll sein: Es hilft, den sozialen Rückzug zu verhindern. Häufig wird Skin Picking unbewusst eingesetzt, um Kontakten oder Aufgaben aus dem Weg zu gehen, die einem unangenehm sind – mit der längerfristigen Folge, dass es einem immer schwerer fällt, sich diesen Anforderungen zu stellen (siehe »Negative Folgen von Skin Picking«). Mit einem guten Make-up geht das nicht mehr. Es macht einen wieder gesellschaftsfähig und man kann wieder am sozialen Leben teilnehmen. Genau das ist für Skin Picking-Betroffene äußerst wichtig. Eine weitere Isolation würde nur zu noch mehr Scham- und Schuldgefühlen, zu größerer Einsamkeit und Ausgrenzung führen. Auch Stigmatisierung und verletzende Bemerkungen kann man mit Make-up umgehen.

Nicht alle benutzen gern Make-up, aber für diejenigen, die es gern verwenden, möchten wir im Folgenden ein paar Hinweise geben:

Grundieren → Zuerst sollte man die Haut reinigen und eine für den Hauttyp passende Tagescreme auftragen, bevor man eine deckende Grundierung, Concealer oder Puder aufträgt. Einzelne entzündete oder verletzte Stellen sollten zusätzlich desinfiziert und mit einem aknespezifischen Concealer abgedeckt werden. Wer zum Auftragen der Produkte Schwämmchen oder Pinsel benutzt, sollte diese nach jedem Gebrauch mit einem Desinfektionsmittel reinigen. Auch die Finger sollten vor dem Auftragen von Cremes und Make-ups stets sauber sein.

Schonende Produkte verwenden → Bei Make-up-Produkten sollte darauf geachtet werden, dass sie nicht zusätzlich die Haut belasten und Poren verstopfen oder entzündete Hautstellen reizen. Hier kann die Abstimmung mit einer Hautärztin oder einer medizinischen Kosmetikerin sehr hilfreich sein: Sie können individuell passende Produkte empfehlen.

Pudern → Männer, die von Make-up Gebrauch machen möchten, greifen in der Regel lieber auf solche Produkte zurück, die weniger an Make-up erinnern und weniger stark auftragen. Recht beliebt ist z. B. Mineralpuder. Dieser wird mit einem Wattestäbchen aufgenommen und auf die roten Stellen im Gesicht aufgetragen. Danach wird das ganze Gesicht mit einer leichten Schicht Puder bedeckt, entweder mithilfe eines Schwamms oder eines Pinsels. Problematisch ist, dass Mineralpuder die Haut recht trocken macht und verkrustete Stellen manchmal eher betont als kaschiert. Daher ist es auch hier wichtig, vorher eine Feuchtigkeitscreme aufzutragen.

»Notfallkoffer« → Wer auch im Laufe des Tages bei der Arbeit oder in der Schule immer mal wieder Hautstellen aufkratzt oder drückt, sollte nicht nur ein Desinfektionsmittel dabei haben, das lokal aufgetragen werden kann, sondern auch etwas Make-up, um sich danach wieder wohlzufühlen und keine Angst vor Blicken und Kommentaren haben zu müssen.

Abschminken nicht vergessen → Ganz wichtig ist es natürlich, sich abends immer abzuschminken und das Gesicht sanft zu reinigen, um nicht noch mehr Pickel oder Verunreinigungen entstehen zu lassen. Leider zählt diese Tageszeit aber zu den riskantesten Auslösesituationen, sodass hier eine hohe Wahrscheinlichkeit besteht, die Haut wieder zu bearbeiten. Wenn möglich sollte daher das Abschminken im dunklen Bad oder nur bei abgehängtem Spiegel geschehen. Gleichzeitig ist es hilfreich, sich einen Wecker zu stellen, der nach 3 – 5 Minuten klingelt. Auch ein Familienmitglied oder Freund kann aufpassen.

Eine Möglichkeit, wie das Ganze auch ohne Wasser und Spiegel funktioniert, ist, feuchte Abschminktücher zu verwenden. Diese können jederzeit und an allen Orten genutzt werden, auch wenn man z. B. schon im Bett liegt – so umgeht man eine Waschprozedur im Bad, die wiederum leicht zum Drücken und Kratzen verführt. Neben Reinigungstüchern für das Gesicht gibt es mittlerweile auch Reinigungsfluids, die man auf das Gesicht aufträgt und mit einem Wattepad wieder abnimmt. Auch hierzu bedarf es keiner zusätzlichen Reinigung mit Wasser. Eine Beratung in der Apotheke kann hier bei der Auswahl der richtigen Produkte sehr hilfreich sein.

Umgang mit schlechteren Phasen und Rückfällen

Die Befreiung von Skin Picking ist häufig eine zähe Angelegenheit – viele Betroffene erleben Rückfälle, sind dann enttäuscht, entmutigt und machen sich starke Vorwürfe. Schlimmstenfalls geben sie sogar ihre Bemühungen ganz auf.

Daher zunächst einmal: Rückfälle und schlechtere Phasen gehören bei der Bewältigung von Skin Picking dazu – das ist bei anderen psychischen Erkrankungen auch so. Wenn man das Bearbeiten der Haut einfach so unterlassen könnte, wäre es keine Krankheit, sondern eine harmlose Angewohnheit. Schlechtere Phasen und Rückfälle sind bei Skin Picking normal und können auch noch nach langen Phasen Skin Picking-freier Zeiten auftreten. Deswegen ist ein konstruktiver Umgang damit wichtig.

Wenn man beginnen möchte, etwas gegen Skin Picking zu unternehmen, so sollte man sich darauf einstellen, dass es phasenweise schwierig und mühsam sein kann. Überhöhte Erwartungen sind ungünstig, weil sie zu viel Druck machen. Enttäuschung ist dann fast vorprogrammiert. Mit Rückschlägen und Phasen, in denen sich trotz aller Bemühungen scheinbar nichts ändert, sollte man also rechnen. Dann ist man auch nicht so überrascht, wenn solche Phasen eintreten, und es fällt einem leichter, diese zu akzeptieren. Und wenn es dann doch einfacher läuft, als erwartet – umso besser.

Wie sieht ein konstruktiver Umgang mit Rückschlägen aus? Zunächst einmal sollte man sie nicht überbewerten und keine Katastrophe daraus machen. Aus jedem Rückschlag kann man lernen, indem man analysiert, wie es dazu kommen konnte und was man das nächste Mal anders machen kann.

Umgang mit Rückfällen

- Rückfälle sind kein persönliches Versagen, sondern gehören zur Krankheit dazu.
- Verzeihen Sie sich also Ihren Rückfall, geben Sie nicht auf, bleiben Sie »am Ball«.
- Analysieren Sie Ihren Rückfall: Was können Sie das nächste Mal anders machen?

Wenn Sie die empfohlenen Motivationsstrategien beherzigen und Ihre Bemühungen und Fortschritte (und seien es noch so kleine!) schriftlich festhalten, so können Sie Schwankungen besser akzeptieren. Betrachten Sie nämlich rückblickend Ihre bisherigen Bemühungen, so werden Sie sehen, dass es insgesamt aufwärts geht, trotz zwischenzeitlicher Rückschläge. Wenn es zu einer Verschlechterung kommt, können Sie sich daran erinnern, dass es auch schon Zeiten gab, in denen es Ihnen besser ging, und dass es daher sehr wahrscheinlich ist, dass Sie das in absehbarer Zeit wieder erreichen können.

Wenn eine schlechte Phase allerdings zu lange andauert, Sie seit Monaten keine Fortschritte wahrnehmen und Sie insgesamt mit dem Ergebnis Ihrer Anstrengungen unzufrieden sind, so sollten Sie überlegen, ob professionelle Unterstützung für Sie sinnvoll sein kann (siehe »Sich professionelle Hilfe suchen«). Selbsthilfe allein ist nicht für jeden Betroffenen ausreichend oder die beste Lösung. Und es ist keineswegs als Schwäche zu sehen, wenn man sich Hilfe sucht. Vielmehr ist es oft empfehlenswert, sich »Verstärkung« zu holen, da Skin Picking hartnäckig sein kann und bei besonderer Schwere kaum allein zu bewältigen ist.

Kontakt zu anderen Betroffenen

Schon der Volksmund weiß: »Geteiltes Leid ist halbes Leid.« Der Austausch mit anderen Menschen ist bei der Bewältigung von fast allen Problemen sehr hilfreich. Da Skin Picking noch weitgehend unbekannt ist, fühlen sich Betroffene noch oft auf sich allein gestellt mit ihrer Erkrankung, ihren Scham- und Schuldgefühlen. Viele Betroffene erfahren im Internet zum ersten Mal, dass es andere gibt, die Ähnliches durchmachen. Endlich einmal andere kennenzulernen, die

die eigenen Probleme verstehen, ist für viele eine große Erleichterung. (Tipps zur Suche im Internet haben wir hinten im Buch aufgeführt.)

Im Internet findet man Gleichgesinnte, mit denen man sich austauschen kann und die verstehen, wie es einem mit Skin Picking geht. Da die Foren eine große Anzahl von Mitgliedern haben, findet man für fast jedes Anliegen jemanden, der einem weiterhelfen kann. Wer gerade erst erkannt hat, dass er an Skin Picking leidet, kann von den Erfahrungen der anderen profitieren, die schon lange um ihre Erkrankung wissen. Jemand, der sich gut auskennt, kann seine Tipps und Strategien weitergeben. Man kann sich Trost und Unterstützung holen in schlechten Phasen und anderen Mut machen, wenn es einem selbst gut geht. Vorteilhaft ist auch, dass die Foren Tag und Nacht verfügbar sind, man braucht nur einen Computer oder ein Smartphone mit Internetzugang.

Eine weitere Möglichkeit, mit anderen Betroffenen in Kontakt zu kommen, sind Selbsthilfegruppen. Hier ist der Kontakt persönlicher und nicht so anonym wie in einem Internetforum, was einerseits als positiv empfunden wird, für manchen andererseits aber auch eine große Hemmschwelle bedeutet. Selbsthilfegruppen haben einen ähnlichen Nutzen wie Internetforen: Man kann über seine Erfahrungen sprechen, sich gegenseitig unterstützen, lernen, wie andere mit der Erkrankung umgehen, gute Tipps und Ideen bekommen oder geben, sich gegenseitig trösten und Mut zusprechen. Ein Vorteil von Selbsthilfegruppen ist, dass sich auf diese Weise neue Freundschaften bilden können und man sich auch zu anderen Aktivitäten verabreden kann, die nichts mit der Erkrankung zu tun haben.

In den letzten Jahren sind erfreulicherweise in vielen Städten Skin Picking-Selbsthilfegruppen gegründet worden (bei der ersten Auflage dieses Buches gab es erst eine im Raum Köln). Würden Sie gerne an einer Selbsthilfegruppe teilnehmen und finden keine in Ihrer Nähe, so möchten wir Sie sehr ermutigen, eine solche zu gründen. Erste Kontakte zu anderen, die ebenfalls gern teilnehmen möchten, können Sie z. B. über die Foren knüpfen.

Gute Tipps zur Gründung einer Selbsthilfegruppe finden Sie in dem Buch von Antonia PETERS (2008). Frau Peters, Leiterin der Infostelle Trichotillomanie und selbst Gründerin einer Selbsthilfegruppe für Trichotillomanie, beschreibt, was man bei der Gründung einer Selbsthilfegruppe beachten muss und wie man die weiteren Treffen gestalten kann, sodass alle davon profitieren. Auch geht sie auf die Grenzen von solchen Gruppen ein, macht z. B. deutlich, dass diese nicht als Therapieersatz zu sehen sind. Ihre Erfahrungen lassen sich sehr gut auf Skin Picking-Selbsthilfegruppen übertragen.

Daneben gibt es in allen größeren Städten Anlaufstellen, die Rat und Unterstützung beim Aufbau einer Gruppe leisten können, z. B. die Nationale Kontakt- und Informationsstelle zur Anregung und Unterstützung von Selbsthilfegruppen (NAKOS) oder die Deutsche Arbeitsgemeinschaft Selbsthilfegruppen e.V. (siehe »Adressen und Literaturempfehlungen«).

Noch mal das Wichtigste

Es gibt eine Menge, was man selbst tun kann, damit man sich in der eigenen Haut wohler fühlt. Grundlegende Veränderungen im Leben können dem Skin Picking ein Stück weit den Nährboden entziehen. Außerdem gibt es eine Reihe von Techniken, die direkt darauf abzielen, die Dauer und Stärke von Skin Picking-Episoden zu verringern und die Folgen der Verletzungen zu minimieren. Sie konsequent einzusetzen und auch nicht aufzugeben, wenn man Rückfälle hat, ist nicht ganz einfach. Man braucht gute Strategien, um sich immer wieder zu motivieren. Auch für die Haut können Sie einiges tun, um den Schaden möglichst klein zu halten.

Denken Sie auch daran, dass Sie nicht allein sind. Der Kontakt zu anderen Betroffenen kann Ihnen emotionale und praktische Unterstützung geben.

Die eigene Haut retten: Sich professionelle Hilfe suchen

Wenn man merkt, dass man allein nicht weiterkommt, das Knibbeln und Kratzen nicht kontrollieren kann und immer wieder große Hoffnungslosigkeit und Traurigkeit empfindet, dann ist es an der Zeit, sich professionelle Hilfe zu suchen. Eine Psychotherapeutin oder ein Psychotherapeut mit Fachwissen und einem wertschätzenden Blick von außen können sehr gut dabei helfen, sich aus einer festgefahrenen Situation wieder herauszubewegen, Skin Picking zu bekämpfen und insgesamt glücklicher zu werden. Dazu möchten wir Ihnen in diesem Kapitel verschiedene Hilfsangebote näherbringen, sowohl, was die Psyche, als auch, was die Haut anbelangt.

Bei der Psychotherapie werden wir uns auf die Verhaltenstherapie konzentrieren, da die Wirksamkeit verhaltenstherapeutischer Methoden bei Skin Picking wissenschaftlich nachgewiesen ist. Das bedeutet nicht, dass nicht auch ein anderes Vorgehen – beispielsweise ein tiefenpsychologisches oder systemisches – im Einzelfall hilfreich und wirksam sein kann; letztlich kommt es auf einen Versuch an und auf einen guten Kontakt zur Therapeutin. Auch Medikamente – am besten begleitend zu einer Psychotherapie – können bewirken, dass sich der eigene Zustand bessert und man die Erkrankung besser in den Griff bekommt. Darüber informieren wir ebenfalls.

Grundsätzlich ist es bei Skin Picking empfehlenswert, sich nicht nur um den psychischen Zustand zu kümmern, sondern sich auch Rat und Unterstützung für die Haut zu holen. Hier können eine Kosmetikerin, eine Hautärztin oder ein Hautarzt helfen. Abschließend fassen wir nochmals die wichtigsten Informationen zusammen.

Verhaltenstherapie

Eine Verhaltenstherapie kann man ambulant, tagesklinisch oder stationär machen. Die Entscheidung, welches Angebot für einen selbst das beste ist, hängt unter anderem davon ab, wie stark die Beeinträchtigung durch Skin Picking ist, ob man unter weiteren psychischen Erkrankungen leidet (z. B. Depressionen, starke soziale Ängste) und noch andere Probleme in wichtigen Lebensbereichen hat (z. B. Arbeitslosigkeit, Einsamkeit).

Die »Therapiedosis« ist in einer stationären oder tagesklinischen Behandlung größer als in einer ambulanten Therapie mit normalerweise ein oder zwei Sitzungen pro Woche. Vorteilhaft bei einer ambulanten Behandlung ist, dass Betroffene nicht aus ihrem Umfeld herausgerissen werden, sondern berufliche und private Aktivitäten weiter fortführen können und das in der Therapie Erlernte unmittelbar im häuslichen Umfeld umsetzen können. Geeignete Ansprechpartner für eine solche Entscheidung sind z. B. die Hausärztin, ein Psychiater oder eine Psychotherapeutin.

Wir werden im Folgenden das verhaltenstherapeutische Vorgehen im ambulanten Rahmen genauer vorstellen. Inhaltlich geschieht im stationären oder tagesklinischen Rahmen das Gleiche, nur sind die Rahmenbedingungen und die Zeitintervalle andere.

Psychotherapeutensuche→ Ambulante Verhaltenstherapeuten findet man mittlerweile sehr gut über das Internet, z. B. über www.therapie.de oder www.psych-info.de. Dort kann man in der Regel auch erfahren, auf welche Erkrankungen Therapeutinnen spezialisiert sind und ob sie lange Wartezeiten haben. Letzteres ist leider meistens der Fall.

Weitere Anlaufstellen sind z. B. die Krankenkassen, die Listen von Therapeutinnen haben, oder der Hausarzt. Wer mag, kann auch über

Empfehlung eine Therapeutin finden: Im Freundeskreis, in den Skin Picking-Foren oder einer Selbsthilfegruppe gibt es immer wieder Menschen, die gute Erfahrungen mit einer Therapeutin gemacht haben und diese gerne weiterempfehlen.

Hat man sich für eine Person entschieden, vereinbart man telefonisch oder per E-Mail ein Erstgespräch, um sich gegenseitig kennenzulernen. Die Therapeutin verschafft sich in diesem Gespräch einen Überblick über die Problembereiche, gibt Informationen und beantwortet Fragen. Beide Seiten entscheiden dann, ob sie sich eine weitere Zusammenarbeit vorstellen können. Danach folgen weitere Termine (sogenannte »probatorische Sitzungen«), in denen sich Therapeutin und Betroffene näher kennenlernen. Die Therapeutin verschafft sich in dieser Zeit ein umfassendes Bild von der Erkrankung, von weiteren Problembereichen, aber auch von den Stärken der Betroffenen. Die Betroffene wiederum kann in dieser Zeit die Therapeutin und ihre Arbeitsweise besser kennenlernen und Vertrauen aufbauen. Am Ende der probatorischen Sitzungen entscheiden beide Beteiligte, ob sie miteinander arbeiten können und wollen.

Wichtig ist, dass »die Chemie stimmt«. Diesen Punkt sollte man nicht unterschätzen. Wenn Sie als Betroffene die Therapeutin nicht so mögen oder sich nicht gut aufgehoben fühlen, dann sollten Sie sich lieber einen anderen Therapeuten suchen, der Ihnen sympathischer ist. Die Krankenkassen bezahlen probatorische Sitzungen auch bei mehreren Therapeuten.

Neben der »Chemie« ist wichtig, dass Sie sich fachlich gut beraten fühlen. Eine Therapeutin zu finden, die Erfahrungen in der Behandlung von Skin Picking hat (oder auch von Trichotillomanie, da sehr ähnlich), ist großes Glück, weil die Erkrankung noch nicht so bekannt ist. Empfehlenswert ist eine Therapeutin, die insgesamt einen fachlich kompetenten Eindruck vermittelt und die bereit ist, sich mit dem Krankheitsbild Skin Picking vertraut zu machen.

Haben sich beide Seiten für eine weitere Zusammenarbeit entschieden, so geht es erst einmal darum, gemeinsam ein Erklärungsmodell für die Erkrankung zu erarbeiten. Warum ist die Betroffene an Skin Picking erkrankt? Welche Erfahrungen in ihrer Vergangenheit und welche Umstände in der Gegenwart spielen dabei eine Rolle? Was hält die Erkrankung aufrecht? Vielen Betroffenen ist es wichtig, plausible Antworten auf diese Fragen zu bekommen.

Psychotherapieinhalte → Mithilfe dieses Erklärungsmodells können dann die Therapieziele formuliert werden. Welche Bereiche im Leben möchte man neben der Erkrankung noch ändern? Was gehört alles dazu, um ein zufriedeneres Leben führen zu können? Aus diesen Therapiezielen werden dann die psychotherapeutischen Maßnahmen abgeleitet, die zum Einsatz kommen. Weitere Elemente sind außerdem Psychoedukation (Vermittlung von Wissen über die Erkrankung) und die Erhöhung der Motivation, etwas verändern zu wollen. Letzteres ist besonders wichtig, denn Skin Picking wirkt ja in der Regel beruhigend und belohnend. Hört man damit auf, fällt dieser Belohnungs- und Beruhigungseffekt weg – Ersatz muss erst gefunden und erlernt werden. Um diese schwierige Anfangsphase durchzuhalten, ist es wichtig, mit der Therapeutin Motivationsstrategien zu erarbeiten. Auch bei Rückfällen oder »Durchhängephasen« sind diese Strategien sehr nützlich.

Die Verhaltenstherapie hat in der Regel zwei Ansatzpunkte, die Arbeit an den Symptomen und die Arbeit am Hintergrund, also an der eigenen Person und der Lebenssituation. Beide Ansatzpunkte sollen im Folgenden näher erläutert werden.

Es wurden verschiedene Methoden entwickelt, um das Bearbeiten der Haut zu verringern. Alle eignen sich auch zur Anwendung in Eigenregie. Betroffene, die die Techniken selbst ausprobieren möchten, finden konkrete Hinweise im Kapitel Techniken zur Bewältigung von Skin Picking-Episoden. Interessierten Therapeutinnen, die genauere Informationen zu den Techniken haben möchten, um sie gegebenenfalls in eigenen Therapien einzusetzen, empfehlen wir das Buch von Antje BOHNE (2009) über Trichotillomanie (siehe »Adressen und Literaturempfehlungen«). Die von ihr ausführlich dargestellten Techniken lassen sich gut auf Skin Picking übertragen.

Die vermutlich am besten überprüfte Methode ist das Habit-Reversal-Training (deutsch: Gewohnheitsumkehr). Bei diesem Training soll das Bearbeiten der Haut durch ein ganz anderes Verhalten ersetzt werden. Es wird eine neue, alternative Verhaltensweise eingeübt, die der gewohnten Verhaltensweise entgegenwirkt (mehr dazu ebenfalls bei den Techniken zur Bewältigung von Skin Picking-Episoden).

Obwohl die Wirksamkeit des Habit-Reversal-Trainings durch mehrere Untersuchungen belegt wurde, hören wir immer wieder von einzelnen Betroffenen, dass sie das Habit-Reversal-Training in Eigenregie ausprobiert haben und es ihnen nicht geholfen hat. Auch in unserer Untersuchung (MORITZ u. a. 2012) konnte nur etwa die Hälfte der Teilnehmenden von der Technik profitieren. Falls Sie ebenfalls zu denjenigen gehören, die keine positiven Erfahrungen mit dieser Technik machen konnten, lassen Sie sich bitte nicht entmutigen! Wenn Ihnen Habit-Reversal nicht geholfen hat, so kann das viele Gründe haben. Es bedeutet nicht automatisch, dass es Ihnen grundsätzlich nicht helfen kann oder gar, dass Ihnen nicht zu helfen ist! Der konsequente Einsatz in Eigenregie ist nicht leicht, und möglicherweise klappt es besser im Rahmen einer ambulanten Therapie. Zuerst würde man gemeinsam versuchen, den Gründen für das Nicht-Wirken auf die Spur zu kommen, um dann zu besprechen, was man verbessern kann. Oft ist es leichter, das Training durchzuhalten, wenn man sich nicht nur sich selbst, sondern auch einer Therapeutin »verpflichtet« fühlt. Eine Therapeutin kann einen zum Durchhalten motivieren oder aufbauen, wenn man mal keinen so guten Tag hat. Auch kann sie helfen, neue Ersatzhandlungen zu finden, falls diese nicht wirken. Genauso wird sie darauf achten, dass man sich nicht überfordert, sondern es schafft, kleine Schritte umzusetzen.

Im Rahmen einer Therapie kann man noch weitere Methoden für die Arbeit am Symptom erlernen. Dazu gehören die Selbstbeobachtung, die Stimuluskontrolle und sogenannte Reaktionskontrolltechniken. Die Therapeutin erklärt, leitet an und unterstützt bei der Umsetzung. Wenn es mal nicht so wie gewünscht klappt, kann sie Ideen beisteuern und bei der »Fehlersuche« helfen.

Selbstbeobachtung → Ziel der Selbstbeobachtung ist es, Informationen zu erhalten zu den inneren und äußeren Auslösern, zu dem Drang, dem Skin Picking selbst, der aufgewendeten Zeit, den begleitenden Tätigkeiten usw. Die Selbstbeobachtung mithilfe eines Protokolls schult die Wahrnehmung und die Aufmerksamkeit für Skin Picking. Führt man die Protokolle schriftlich über einen längeren Zeitraum (ein bis drei Wochen), so werden so manche Zusammenhänge erst deutlich, die sonst im Alltag untergehen. Die Therapeutin kann helfen zu motivieren, die Protokolle zu führen (denn dies kann manchmal lästig sein), und auf Zusammenhänge aufmerksam machen.

Stimuluskontrolle → Bei der Stimuluskontrolle geht es darum, Skin Picking einzugrenzen, indem gezielt die Auslöser kontrolliert werden.

Hierfür werden bestimmte Informationen aus den Selbstbeobachtungsprotokollen benötigt: Was sind die Auslöser von Skin Picking? Und – genauso wichtig – wann wird Skin Picking nicht ausgelöst bzw. welche Umstände verhindern Skin Picking? Sind Auslöser identifiziert, so kann man gemeinsam überlegen, wie man diese möglichst beseitigen oder vermeiden kann. Der Fantasie sind dabei keine Grenzen gesetzt, die Maßnahmen sollen für die einzelne Person passend und praktizierbar sein.

Es gibt noch weitere Reaktionskontrolltechniken, die sich ebenfalls auf das problematische Verhalten, also das Bearbeiten der Haut, konzentrieren. Auch hier ist es das Ziel, Skin Picking unter Kontrolle zu bringen, zu verkürzen oder gar zu verhindern.

Entspannungstraining → Keine spezifische Symptomtechnik, trotzdem sehr empfehlenswert ist das Erlernen eines Entspannungstrainings bei Skin Picking. Sich gezielt entspannen zu können ist nützlich in vielen Lebenssituationen. Deshalb bieten viele Therapeuten ein Entspannungstraining als einen festen Baustein in der Therapie an. Sie leiten an und motivieren, zu Hause weiterzuüben.

Die Arbeit am Hintergrund

Immer wieder berichten Betroffene, dass sie in Eigenregie und mit großem Engagement Symptomtechniken angewendet haben und dabei trotzdem wenig Erfolg hatten. Das kann natürlich daran liegen, dass sie die Techniken nicht richtig angewendet haben. Sehr viel wahrscheinlicher ist es aber, dass der Einsatz von Symptomtechniken nicht ausreicht. In diesem Fall hat das Bearbeiten der Haut noch einen viel zu wichtigen Stellenwert für das seelische Wohlbefinden. Wie schon beschrieben (siehe »Ursachen von Skin Picking«) gibt es individuell verschiedene Gründe und Verletzlichkeiten, warum jemand an Skin Picking erkrankt. Genauso gibt es unterschiedliche Bedingungen für gute und schlechte Phasen und unterschiedliche Faktoren, die Skin Picking aufrechterhalten. Ein persönliches Erklärungsmodell in der Therapie zu erarbeiten, hilft, genau diesen Gründen, Bedingungen und Verletzlichkeiten auf die Spur zu kommen. Daraus lässt sich ableiten, welche anderen Lebensbereiche wichtig sind und für einen langfristigen Therapieerfolg gestärkt werden müssen.

Als Veränderungswünsche werden sehr häufig ein verbessertes Selbstwertgefühl und ein größeres Selbstbewusstsein genannt. Weitere oft genannte Ziele sind z. B. geschultere Wahrnehmung und besserer Umgang mit Gefühlen, sich leichter abgrenzen und öfter Nein sagen können, weniger perfektionistisch sein, den eigenen Körper mehr schätzen lernen, besser mit Stress umgehen, sich mehr entspannen können. Neben den Veränderungen, die die eigene Person betreffen, können auch Veränderungen im eigenen Lebensumfeld sinnvoll sein, die sich dann wiederum positiv auf die Persönlichkeit auswirken: sich einen festen Freundeskreis aufbauen, eine gute berufliche Tätigkeit finden, eine zufriedenstellende Partnerschaft eingehen können, Hobbys und Freizeit pflegen usw. Liegen traumatische Lebenserfahrungen vor, die noch nicht bewältigt sind, so sollten diese auch in der Therapie angesprochen werden.

Nach unseren Erfahrungen ist bei Betroffenen, die eine Verhaltenstherapie machen, ein symptombezogenes Vorgehen allein meist nicht ausreichend, besonders wenn die Erkrankung schon länger andauert. Dann ist eine individuelle Vorgehensweise, die nicht nur die Symptome, sondern auch den von Person zu Person unterschiedlichen Hintergrund berücksichtigt, sinnvoll und Erfolg versprechend.

Medikamente

Verschiedene Studien geben Anlass zu der Hoffnung, dass die Einnahme bestimmter Medikamente bei Skin Picking hilfreich sein kann. Die meisten Befunde liegen dabei für die selektiven Serotonin-Wiederaufnahmehemmer (SSRI) vor. Diese Medikamente gehören zur Gruppe der Antidepressiva und haben sich in der Behandlung verschiedener psychischer Erkrankungen als wirksam erwiesen.

SSRI greifen in den Hirnstoffwechsel ein. Dort werden bestimmte Botenstoffe von den Nervenzellen im Gehirn ausgeschüttet, sie übermitteln Informationen an Nachbarzellen und werden dann von den Zellen wieder aufgenommen. Einer der Botenstoffe ist das Serotonin. Die SSRI blockieren fast ausschließlich die Wiederaufnahme des Botenstoffes Serotonin, sodass mehr Serotonin zur Verfügung steht. Vielen Zwangserkrankten haben SSRI bereits helfen können. Da Skin Picking in manchen Aspekten einer Zwangserkrankung ähnelt, wurden SSRI auch bei einzelnen Skin Picking-Patienten eingesetzt – mit gutem Erfolg. Daraufhin wurde die Wirksamkeit an größeren Gruppen von Betroffenen systematischer untersucht. Bei vielen Betroffenen halfen die Medikamente, die Skin Picking-Episoden zu reduzieren. Auch die Gedanken kreisten weniger um das Knibbeln, Kratzen und Drücken. Viele Betroffene gaben an, dass sie sich insgesamt besser fühlten.

Leider konnten in den Studien nicht alle Betroffenen gleich gut profitieren. Manche bemerkten gar keine Wirkung, andere brachen die Teilnahme an der Studie ab, weil sie zu starke Nebenwirkungen hatten, bei manchen verlor das Medikament nach einiger Zeit seine Wirksamkeit.

Zurzeit stehen mehrere Serotonin-Wiederaufnahmehemmer zur Verfügung, die unter verschiedenen Namen auf dem Markt sind, die wichtigsten sind Citalopram, Escitalopram, Fluoxetin, Fluvoxamin, Paroxetin und Sertralin. Keines der Medikamente hat die Zulassung für Skin Picking, was unter anderem daran liegt, dass die Zulassungsverfahren ziemlich aufwendig sind und Skin Picking als Erkrankung noch nicht sehr bekannt ist.

Es gibt aber trotzdem die Möglichkeit, sie verschrieben zu bekommen (sogenannter Off-Label-Use). Sprechen Sie darüber bei Bedarf mit Ihrem Arzt.

Ansprechpartner für die Einnahme von Medikamenten ist die Hausärztin, besser noch eine Psychiaterin. Sie kann genauer über die Wirkungen und möglichen Nebenwirkungen aufklären und darin beraten, welches Medikament geeignet ist. Die Hausärztin oder die Psychiaterin ist auch diejenige, die das Medikament dann verschreibt und die Dosis mit dem Betroffenen bespricht.

Wichtig ist es, das Medikament kontinuierlich und nicht nur bei Bedarf einzunehmen, damit es überhaupt wirken kann. Auch sollte man dem Medikament eine Chance geben. Das heißt, dass man es ausreichend lange einnehmen sollte, da die gewünschte Wirkung häufig etwas auf sich warten lässt. Nebenwirkungen treten dagegen oft schon in den ersten Tagen auf. Meistens verschwinden sie aber nach ein bis zwei Wochen wieder. Hat man den Eindruck, dass das Medikament auch bei Einnahme über mehrere Wochen keinen Effekt hat oder dass die Nebenwirkungen zu unangenehm sind, so ist es möglich, auf ein anderes Medikament aus der Gruppe der SSRI umzusteigen.

Wenn ein Medikament hilfreich ist, so sollte es nicht abrupt abgesetzt werden, sobald es Ihnen besser geht. Bei den meisten nahm Skin Picking nach Absetzen des Medikaments wieder deutlich zu. Da das Medikament allein meist keine Lösung bei Skin Picking ist, sondern vielmehr zur Unterstützung genommen wird, ist es empfehlenswert, die Einnahme von Medikamenten mit einer Verhaltenstherapie zu kombinieren. Nach einer längeren stabilen Phase können Sie dann in Absprache mit Ihrem Arzt über Dosisreduzierungen und ein »Ausschleichen« des Medikaments sprechen. Tipps zum »Umgang mit Psychopharmaka« finden sich in dem auch für Laien gut verständlichen Ratgeber von Greve und Kolleginnen (2017, siehe »Adressen und Literaturempfehlungen«).

Neben den SSRI gibt es vereinzelt Studien zu Medikamenten aus anderen Gruppen (z. B. atypische Neuroleptika, Glutamatantagonisten oder Antiepileptika) mit Erfolg versprechenden Ergebnissen. Zu bedenken ist aber, dass eine Schwalbe noch keinen Sommer macht, wie es so schön heißt, und einzelne positive Ergebnisse noch durch zahlreiche systematische Untersuchungen erhärtet werden müssen, bevor man verlässlich von positiven Effekten ausgehen kann.

Insgesamt lässt sich sagen, dass einige Medikamente, besonders die SSRI, bei Skin Picking vielversprechend zu sein scheinen, dies aber noch durch weitere Studien mit mehr Teilnehmenden bestätigt werden muss. Außerdem sind viele Probleme und Fragen noch ungelöst. Für den einzelnen Menschen aber kann die Einnahme (am besten in Kombination mit Psychotherapie) durchaus sinnvoll sein, insbesondere, wenn die Psychotherapie allein nicht geholfen hat oder wenn er an weiteren psychischen Erkrankungen leidet, die auch durch das Medikament gebessert werden können.

Behandlung der Haut

Grundsätzlich ist es empfehlenswert, sich bei Skin Picking nicht nur um die Psyche zu kümmern, sondern sich auch Rat und Unterstützung für die Haut zu holen. Ansprechpartner sind Hautärztinnen und Hautärzte sowie (medizinische) Kosmetikerinnen. Sie können helfen, die Wunden korrekt zu versorgen, über Pflegeprodukte beraten und Akne behandeln, wenn diese zusätzlich vorkommt und ein wichtiger Auslöser ist. Und sie können, wenn Skin Picking überstanden ist, mithilfe ästhetischer Behandlungsmaßnahmen das Hautbild wieder verbessern.

Viele Betroffene kostet es große Überwindung, überhaupt eine Hautärztin oder eine Kosmetikerin aufzusuchen: Sie schämen sich ihrer Erkrankung und haben Angst vor abwertenden Reaktionen. Wie erklärt man seinem Gegenüber, wie es zu den Verletzungen gekommen ist? Wie verdeutlicht man, dass es sich nicht um eine normale Akne handelt? Wie verliert man die Angst vor Rückfragen und Blicken? Sich einer Hautärztin anzuvertrauen, ist für manche schwieriger, als sich einem Psychotherapeuten zu offenbaren. Bei einem Therapeuten gehen viele davon aus, dass dieser ein gewisses Verständnis für ihre Erkrankung mitbringt. Bei einer Ärztin, die in erster Linie die Behandlung körperlicher Erkrankungen im Fokus hat, befürchten hingegen viele, auf Unverständnis oder Desinteresse gegenüber der psychischen Ursache zu stoßen. Dies muss aber nicht sein, manche haben auch sehr gute Erfahrungen gemacht.

JANA » Als ich in der Ambulanz für Dermatologie war, wurde ich von drei jungen Ärzten gleichzeitig behandelt. Sie schienen bei meinem Fall recht ratlos zu sein. Dennoch waren sie sehr freundlich. Einer von ihnen flüsterte mir zu, er wüsste, wie schrecklich man sich als Jugendlicher fühlen kann, das müsse ich aber nicht auf der Haut zum Ausdruck bringen. Mich hat diese Aussage berührt, ich war ihm nicht böse. Denn ich habe gesehen, dass er versuchte, mir zu helfen, aber nicht wusste, wie. «

Als noch unangenehmer wird oft der Besuch einer Kosmetikerin empfunden. Wird sie Verständnis zeigen? Oder einen tadelnd darauf hinweisen, dass man nicht knibbeln soll? Nicht selten berichten Betroffene von unschönen Reaktionen.

LEA » Ich war bei einer medizinischen Kosmetikerin. Immer wenn ich kam, sagte sie: ›Sie haben ja schon wieder gepickt!‹ Das führte dazu, dass ich immer mit einem sehr unangenehmen Gefühl zu ihr gegangen bin und die Behandlung irgendwann ganz abgebrochen habe. «

Um das Risiko schlechter Erfahrungen zu verringern, empfehlen wir, sich den Arzt oder die Kosmetikerin, wenn möglich, gut auszusuchen. Dies kann bedeuten, dass man sich zunächst einmal (wenn vorhanden) den Internetauftritt ansieht, um zu prüfen, ob die Person und die Präsentation einem sympathisch sind. Oder dass man sich erst einmal im Freundeskreis oder bei Kolleginnen erkundigt, ob sie jemanden kennen, den sie empfehlen können. Vielleicht gibt es auch einen Anlass, eine Kosmetikerin oder eine Hautärztin aus einem anderen Grund aufzusuchen und sie so kennenzulernen, um dann spontan zu entscheiden, ob man sich ihr anvertrauen möchte.

Hat man sich für eine Kosmetikerin oder einen Arzt entschieden, ist es sehr hilfreich, selbst gut über die eigene Erkrankung informiert zu sein. Auch sollte man sich vorher überlegen, wie man dem anderen die Erkrankung kurz und verständlich erklärt.

Eine knappe Beschreibung von Skin Picking

»Man nennt diese Erkrankung Skin Picking. Dabei knibbelt und drückt man an der Haut so lange herum, dass Wunden und Narben entstehen. Die meisten machen das, um Anspannung oder Langeweile abzubauen und können irgendwann einfach nicht mehr damit aufhören, auch wenn sie möchten. Dieser Impuls gehört zu der Erkrankung dazu.«

Es ist gut möglich, dass das Gegenüber von Skin Picking noch nie etwas gehört hat. Das Beste ist, wenn ein interessierter und offener Dialog zwischen Betroffenem und der Hautärztin oder der Kosmetikerin entsteht, sodass diese bestmöglich helfen können.

Wundversorgung und Pflege der Haut

Die Behandlung der Haut betrifft in erster Linie die medizinische Versorgung von Wunden. Vor allem bei starken Verletzungen, Entzündungen und Infektionen sollte ein Hautarzt aufgesucht werden, der die betroffenen Stellen fachkundig versorgt und ggf. Medikamente zur Entzündungshemmung (Salben oder Antibiotika) verschreibt. So kann auch der Narbenbildung vorgebeugt werden. Zudem kann man erfahren, welche Pflegeprodukte für den eigenen Hauttyp und -zustand am besten sind.

Ästhetische Behandlungsangebote

Neben der medizinischen Versorgung kann eine Hautärztin auch zur kosmetischen Korrektur aufgesucht werden. Dazu zählen ästhetische Behandlungen wie chemische Anwendungen, Lasertherapie und Dermabrasion. Solche Methoden werden angewendet, um z. B. rote, eingesunkene oder verdickte Narben zu beheben. Zur kosmetischen Korrektur sollte man aber nur solche Ärzte aufsuchen, die auf diesem Gebiet über sehr viel Erfahrung verfügen.

All diese Formen der ästhetischen Hautkorrektur sollten jedoch nur dann angewendet werden, wenn man Skin Picking überwunden hat. Bevor man sich für eine solche Behandlung entscheidet, sollte man daher sicher sein, dass man die Erkrankung im Griff hat und keine Rückfälle mehr erleiden wird. Der Grund hierfür besteht darin, dass durch einen solchen Eingriff zum einen die Haut für einige Zeit sehr empfindlich ist und man sie sehr pfleglich behandeln muss. Zum anderen kann ein solcher Eingriff nicht beliebig oft wiederholt werden. Vielmehr würde man der Haut damit eher schaden.

Zum Beispiel entstehen nach manchen Behandlungen feine Krusten auf der Haut, die ganz von allein abheilen und abfallen müssen. Sie dürfen auf keinen Fall selbst entfernt werden. Wer hier weiterhin unter dem Drang leidet, Schorf und Unebenheiten von der Haut abzupulen, sollte mit dieser Behandlung noch warten.

Nicht geeignet sind solche Eingriffe möglicherweise für Menschen mit sehr sensibler Haut oder Ekzemen. Darüber hinaus sollten Menschen, die eine sehr dunkle Haut haben, ganz genau mit der Hautärztin besprechen, welche Anwendung überhaupt möglich ist, da die Haut danach heller sein kann.

Da kosmetisch-chirurgische Behandlungen nicht medizinisch notwendig sind, werden die Kosten von Krankenkassen oder Versicherungen in der Regel nicht übernommen.

Noch mal das Wichtigste

Als Erfolg versprechend bei Skin Picking gilt die Verhaltenstherapie. Hier können gezielt spezifische Techniken gegen das Bearbeiten der Haut erlernt werden. Daneben umfasst die Therapie viele weitere Maßnahmen, mit denen all jene Problembereiche rund um Skin Picking angegangen und verändert werden können, die das Lebensgefühl beeinträchtigen. Darüber hinaus gibt es wirksame Medikamente gegen die Erkrankung, die auf den Botenstoff Serotonin im Gehirn wirken. Diese sollten jedoch nicht als alleinige Therapie angewandt, sondern mit einer Verhaltenstherapie kombiniert werden, um Rückfälle beim

Absetzen der Medikamente zu vermeiden. Neben diesen Maßnahmen für den psychischen Zustand ist es sinnvoll, sich zusätzlich Rat und Unterstützung für die Behandlung der Haut zu holen. Der Besuch einer Kosmetikerin oder eines Hautarztes kann daher sehr sinnvoll sein.

Vertraute Personen einbeziehen

Vertraute Personen einbeziehen – nicht selten ein heikles Thema! Sowohl Betroffene als auch vertraute Personen befinden sich oft in einer Zwickmühle. Hilfe annehmen und Hilfe geben ist beides nicht immer leicht.

Betroffene verheimlichen oft die Erkrankung vor den Menschen in ihrem Umfeld, auch wenn sie ihnen nahestehen. Der Grund liegt in einem tief sitzenden Schamgefühl, der Angst vor Entdeckung und negativen Reaktionen. Gleichzeitig fühlen sie sich aber sehr allein mit ihrer Erkrankung und wünschen sich liebevolle Anteilnahme von vertrauten Personen.

Dieser Wunsch ist vertrauten Personen aber oft gar nicht klar. Freunde und Verwandte spüren zwar, dass es dem Betroffenen schlecht geht, dass etwas zwischen ihnen steht und er etwas verheimlicht. Sie wissen aber nicht, was es ist und wie sie helfen können. Oft fragen sie sich dann, was sie verkehrt machen und suchen die Schuld bei sich.

Selbst wenn vertraute Personen wissen, dass die Betroffene die Haut bearbeitet, haben sie oft Schwierigkeiten nachzuvollziehen, warum sie das tut, obwohl es doch so negative Auswirkungen hat. Sie leiden mit, wenn es der Betroffenen schlecht geht, sie fühlen sich hilflos, möchten helfen, wissen aber nicht, wie. Sie stoßen auf Widerstand und können nicht zu der Betroffenen durchdringen. Diese Hilflosigkeit kann zu schlechter Stimmung, Gereiztheit und Ungeduld führen. Oft ein Teufelskreis: Die Betroffenen fühlen sich unter Druck gesetzt und kratzen, knibbeln und drücken dann umso mehr.

Grundsätzlich ist es schwierig, etwas zu verändern, wenn ein offener und ungezwungener Umgang nicht möglich ist. Das muss nicht an schlechter Stimmung oder einem lieblosen Miteinander liegen.

Genauso können besonders hohe Ansprüche und der Wunsch nach Harmonie hinderlich sein. Will z. B. eine Betroffene einen nahestehenden Menschen nicht enttäuschen oder mit der Erkrankung belasten, greift sie zur Notlüge und behauptet: »Nein, ich habe nicht geknibbelt«, obwohl das nicht stimmt. Traut sich die Betroffene nicht, die Wahrheit zu sagen, hat der Freund oder Verwandte, der gerne helfen möchte, schnell das Gefühl, sie vertraue ihm nicht. Entweder zieht sich der Helfer dann zurück, oder er versucht mit allen Mitteln, dem Betroffenen alles recht zu machen und damit eine Vertrauensbasis herzustellen. Dabei liegt der Grund für die Heimlichtuerei meist schlicht und ergreifend darin, dass sich der Betroffene so sehr schämt und niemanden belasten möchte.

Die Scham ist dabei meist umso größer, je näher man sich der Person fühlt, die man informieren, aber die man auch nicht verlieren möchte.

Es ist gut zu wissen, dass Hilfe annehmen und Hilfe geben sehr schwierig sein können. Auf mögliche Hürden und Enttäuschungen bei der gemeinsamen Arbeit gegen Skin Picking ist man dann vorbereitet. Oder man erkennt von Beginn an, dass eine Zusammenarbeit nicht möglich ist und man sich lieber Hilfe bei einer neutralen Person wie einer Therapeutin holt.

Warum es sich lohnen kann, eventuelle Schwierigkeiten aus dem Weg zu räumen und die wertvolle Unterstützung vertrauter Personen im nahen Umfeld anzunehmen, wollen wir in diesem Kapitel besprechen. Wir thematisieren aber auch, wie man mit verletzenden Äußerungen und kränkenden Bemerkungen umgehen kann. Zuletzt richten wir uns direkt an Freunde und Verwandte mit ein paar Hinweisen, die für sie hilfreich sein können. Am Ende dieses Kapitels folgt wieder eine kurze Zusammenfassung.

Wie vertraute Personen helfen können

Eine wichtige Voraussetzung, um überhaupt helfen zu können, ist es, über die Erkrankung informiert zu sein. Verstehen nahestehende Menschen, dass der Betroffene unter einer Krankheit und nicht unter zu wenig Willenskraft oder Disziplin leidet, so macht das den Umgang miteinander leichter. Der Betroffene fühlt sich nicht mehr so allein mit seiner Erkrankung und der Angehörige nimmt vieles nicht mehr persönlich, sondern kann es der Erkrankung zuordnen. Informieren können sich vertraute Personen beispielsweise durch das Lesen dieses Ratgebers, über die Recherche im Internet und das Lesen von Forenbeiträgen sowie natürlich im Gespräch mit dem Betroffenen selbst.

Viele Freunde und Verwandte sind ausgesprochen motiviert und engagiert, den Betroffenen zu unterstützen. Eine wichtige Form der Unterstützung besteht darin, emotional zu ihm zu halten, ihm zu zeigen, dass er gemocht wird und dass er ein liebenswerter Mensch ist, ob er nun knibbelt oder nicht. Darüber hinaus kann man den Selbstwert des Betroffenen stärken, indem man ihn dazu ermutigt, Aktivitäten wahrzunehmen und Herausforderungen anzunehmen, vor denen er normalerweise Angst hat, wie Vorstellungsgespräche, Referate, sportliche Aktivitäten. Damit zeigt man dem Betroffenen, dass man an ihn und seine Fähigkeiten glaubt.

Neben dieser emotionalen Unterstützung können nahestehende Menschen auch konkrete Hilfestellung im Alltag leisten (natürlich nur in Absprache mit den Betroffenen!). Sie können z. B. helfen, Belastungen zu reduzieren (z. B. dem Betroffenen eine Haushaltspflicht abnehmen), oder gemeinsam mit der Betroffenen für einen positiven Ausgleich sorgen (z. B. als Squash-Partner zur Verfügung stehen; siehe auch »Grundlegende Veränderungen für ein besseres Lebensgefühl«). Gerade weil Skin Picking-Betroffene dazu neigen, sich zurückzuziehen und soziale Kontakte zu meiden, ist es wichtig, dass Freunde oder Familienmitglieder sie dazu ermutigen, mit ihnen zusammen oder mit anderen schöne Dinge zu unternehmen und auf andere Gedanken zu kommen.

Genauso können bei der Anwendung von konkreten Techniken gegen Skin Picking vertraute Menschen mit Rat und Tat zur Seite stehen. Aber auch hier ist die vorherige Absprache wichtig (siehe »Techniken zur Bewältigung von Skin Picking-Episoden«). So können Vertraute Selbstbeobachtungsfähigkeiten beim Betroffenen fördern, indem sie taktvoll auf automatisiertes Skin Picking hinweisen. Sie können helfen, auslösende Situationen zu vermeiden, wie Alleinsein oder langer Aufenthalt im Bad; sie können Ideen liefern bei Habit-Reversal-Techniken und nach dem Üben gemeinsame belohnende Aktivitäten planen.

Wenn eine Übung mal nicht gelingt, können nahestehende Menschen helfen, diese Erfahrung nicht als Niederlage, sondern als Ansporn fürs Weiterüben zu sehen. Ganz wichtig ist es auch, wenn Außenstehende Fortschritte wahrnehmen und anerkennen oder motivieren, wenn es mal nicht so gut läuft (siehe »Umgang mit schlechteren Phasen und Rückfällen«), denn sich selbst zu loben, fällt Betroffenen meist sehr schwer.

Selbst wenn der Betroffene einen Therapeuten aufsucht, wird die Rolle nahestehender Menschen bei der Bekämpfung der Erkrankung nicht bedeutungslos. Ganz im Gegenteil, ein Nahestehender wird auch weiterhin ein wichtiger Mensch im Leben des Betroffenen sein, der ihm signalisiert: »Ich bin für dich da«, »Auf mich kannst du zählen«, »Ich mag dich so, wie du bist«. Auch wenn ein Therapeut eine Menge zur Bewältigung einer Erkrankung beitragen kann, so kann er für den Betroffenen doch keine enge Bezugsperson im Alltag sein und auch keine tief gehende Freundschaft zu ihm eingehen.

Umgang mit unerwünschter Hilfe

Da die meisten Personen wenig oder gar nichts über Skin Picking wissen, müssen Betroffene damit rechnen, dass vertraute Personen Verhaltensweisen zeigen, die für sie verletzend oder kontraproduktiv sein können. Dazu zählen gut gemeinte Ratschläge, Kommentare oder gar Geschenke.

Unüberlegte und ungefragte Ratschläge wie »Du musst dir nur fest vornehmen, das Knibbeln sein zu lassen«, »Das Knibbeln ist nicht gut für deine Haut«, »Du musst mehr auf einen Ausgleich achten, dann knibbelst du weniger« sind banal und oberflächlich und werden dem Problem Skin Picking nicht gerecht. Bei Betroffenen hinterlassen sie schnell ein negatives Gefühl: Sie fühlen sich abgewertet und in ihren Problemen nicht ernst genommen. Als wenn es so einfach wäre!

Unerwünscht sind häufig auch Kommentare über Äußerlichkeiten wie über den Hautzustand oder das Make-up, aber auch zu Größe, Kleidung oder Gewicht. Betroffene haben meist ohnehin eine sehr sensible Wahrnehmung ihres Äußeren. Kommentare über das Aussehen können bei ihnen daher das Gefühl verstärken, kritisch beäugt, ungeliebt und hässlich zu sein.

Auch Geschenke wie Make-up oder besonders verdeckende Kleidung lösen oft keine Freude aus. Sie können als dezenter Hinweis missverstanden werden, dass der Betroffene doch bitte die Rötungen und Hautverletzungen abdecken möge, weil sie von der nahestehenden Person als unangenehm oder peinlich empfunden werden. Dies kann den Rückzug und das Schamgefühl des Betroffenen noch verstärken.

Wenn vertraute Personen diese oder ähnliche Verhaltensweisen zeigen, so steckt oft eine gute Absicht dahinter. Sie möchten gern helfen, ihnen fehlen aber das Wissen und ein echtes Verständnis für die Erkrankung. Freunde und Familienmitglieder geben häufig gut gemeinte, aber unüberlegt geäußerte Ratschläge, weil sie nicht wissen, was sie sonst sagen sollen, und nicht einfach nur hilflos zusehen wollen, wie die Betroffene leidet. Manchmal stecken aber auch Wut und Ärger hinter solchen Ratschlägen, weil sie das Knibbeln, Kratzen und Drücken als Schwäche oder Zumutung in der Familie, Partnerschaft oder Freundschaft empfinden.

Wie kann man als Betroffener mit solchen Verhaltensweisen umgehen? Es gibt natürlich keine Patentlösung. Zwei grundsätzliche Strategien kommen aber infrage: sich öffnen oder sich bedeckt halten. Wie man sich entscheidet, hängt meist von einer anderen Frage ab: Wie ist die Beziehung zum anderen – oberflächlich oder vertraut?

Ist die Beziehung oberflächlich, hat man als Betroffener meist kein Interesse daran, dass der andere von der Erkrankung erfährt. In diesem Fall möchte man meistens einfach nur seine Ruhe haben und nicht weiter belästigt werden. Hier ist es notwendig, dem anderen höflich, aber bestimmt eine Grenze zu setzen. Günstig ist es, sich vorher ein paar mögliche Antworten bzw. Reaktionsweisen zu überlegen, die man in entsprechenden Situationen parat hat, denn wenn man durch negative Kommentare oder Verhaltensweisen in Verlegenheit gebracht wird, kann man oft nicht so schnell so souverän reagieren, wie man möchte. Verschiedene zurechtgelegte Antwortmöglichkeiten können da sehr hilfreich sein.

Mögliche Antworten auf negative Kommentare

- »Ich glaube nicht, dass ich mit dir über mein Aussehen sprechen möchte.«
- »Es kann nicht jeder aussehen wie ein Model.«
- »Ich weiß, was ich da habe. Und das genügt. Mit dir muss ich nicht darüber sprechen.«
- »Ich finde es taktlos, dass du mich auf meine Haut ansprichst. Du kannst dir doch vorstellen, dass mir das nicht angenehm ist.«
- »Lass das mal meine Sache sein.«
- »Wieso? Stört dich das etwa?«

Ist die Beziehung vertraut, so kann man sich Folgendes fragen: Weiß der andere von der Erkrankung, und wenn nicht, möchte man, dass er davon erfährt? Wenn die Beziehung vertraut und positiv ist, so ist es eine Überlegung wert, den anderen als unterstützende Kraft in den Heilungsprozess mit einzubeziehen. Auch wenn es erst einmal schwerfällt, so machen die meisten positive Erfahrungen.

Die befürchteten negativen Reaktionen sind eher die Ausnahme, im Gegenteil, oft wird eine Beziehung sogar gestärkt, wenn man den Mut findet, ein so persönliches Thema anzusprechen und offenzulegen. Missverständnisse im Umgang können so aus dem Weg geräumt werden und die vertraute Person kann den Betroffenen viel besser in seinem Verhalten verstehen. Sie kann z. B. gereizte Reaktionen auf Ratschläge besser nachvollziehen oder warum manche Hilfestellungen nicht erwünscht sind. Auch kann man gemeinsam überlegen, welche Form der Unterstützung denn wirklich hilfreich wäre.

Ist eine Beziehung hingegen ambivalent und problematisch, kann es ratsam sein, wenn man auf Distanz geht und sich abgrenzt. Dann ist es sinnvoll, klar und deutlich zu formulieren, dass man eine Unterstützung nicht wünscht. Auch entsprechende Kommentare und Verhaltensweisen lassen sich damit abstellen.

Dies kann besonders hilfreich sein, wenn man bei nahestehenden Personen mit verletzenden Kommentaren zu kämpfen hat und mit Wut oder verdeckten Aggressionen konfrontiert wird. Dies kann beispielsweise in einer Partnerschaft der Fall sein, wenn der nicht betroffene Partner sich hilflos oder enttäuscht fühlt und in der Folge gereizt oder verletzend reagiert. Auch hier möchten wir dazu ermutigen, ein klärendes Gespräch zu führen. Das soll zum einen helfen, dem anderen zu vermitteln, dass seine abschätzige Verhaltensweise nicht erwünscht ist. Zum anderen kann es dazu beitragen, die Hintergründe für das Verhalten des anderen besser zu verstehen. Hinter solchen Angriffen stecken oft Unwissen, unrealistische Erwartungen bezüglich Gesundung, Enttäuschung, Ungeduld usw. Wenn man solche Hintergründe kennt, kann man ihnen auch besser entgegentreten.

Hinweise für vertraute Personen

Sie als vertraute Person können den Betroffenen auf vielerlei Weise emotional, aber auch praktisch unterstützen (siehe »Wie vertraute Personen helfen können«). Wir möchten Ihnen daher im Folgenden einige Hinweise (Dos und Don'ts) im Umgang mit Betroffenen auf den Weg geben. Da dieses Buch aber in erster Linie für Betroffene geschrieben ist, können wir vertrauten Personen häufig nur Anstöße geben, ohne all ihren Fragen und Sorgen gerecht zu werden. Wir möchten Sie daher ermutigen, sich Informationen und Unterstützung von anderen zu holen, sei es von Betroffenen selbst (z. B. mit der Frage: »Wie soll ich mit dir umgehen?«), von Freunden (z. B. mit der

Frage: »Wie kann ich mich besser abgrenzen?«) oder aber auch von professioneller Seite (z. B. mit der Frage: »Wie kann ich helfen?«).

Dos und Don'ts

Sich über die Erkrankung informieren → Um sich selbst ein Bild von der Erkrankung zu machen, können Sie beispielsweise dieses Buch als Informationsquelle nutzen, im Internet recherchieren und Forenbeiträge lesen. Wenn Sie gut informiert sind, so hilft Ihnen das, mit dem Betroffenen ins Gespräch zu kommen, ihn zu unterstützen, aber auch sich selbst abzugrenzen.

Miteinander ins Gespräch kommen → Vielleicht sind Sie unsicher, welchen ersten Schritt Sie machen können, vielleicht auch in Sorge, ob der Betroffene gereizt reagiert, weil er sich ertappt fühlt. Solche Bedenken und Anfangsschwierigkeiten sind ganz normal und sollten Sie nicht davon abhalten, das Problem anzusprechen, denn je länger man es vor sich herschiebt, desto schwieriger wird es, den ersten Schritt zu tun.

Man kann sich die eigene Hemmung und Angst am besten nehmen, indem man sich gut auf das Gespräch vorbereitet. Eine gute Vorbereitung erhöht die Wahrscheinlichkeit, dass das Gesprächsangebot angenommen wird. Sie wollen das Problem sicher nicht zwischen Tür und Angel ansprechen oder wenn Sie beide gerade gestresst und müde sind. Wählen Sie lieber einen Moment, in dem Sie beide entspannt sind und genügend Zeit zum Reden haben. Das kann z. B. am Wochenende bei einem gemütlichen Frühstück sein oder wenn Sie gerade zusammen einen Spaziergang machen.

Doch auch der richtige Zeitpunkt und eine einfühlsame Herangehensweise garantieren nicht, dass der Betroffene sich sofort öffnet und in das Gespräch einsteigt. Es ist gut möglich, dass er gereizt und empfindlich reagiert, weil er sich z. B. schämt und es ihm schwerfällt, über die Erkrankung zu sprechen. Gerade weil Skin Picking noch so wenig bekannt ist, kann es sein, dass er selbst nur schwer Worte für das findet, was er da tut. Trotzdem sollten Sie sich davon nicht entmutigen lassen. Führen Sie das Gespräch verständnisvoll und ruhig weiter. Häufig kann sich der Betroffene dann mit der Zeit doch öffnen und darüber sprechen.

Die liebenswerten Seiten sehen → Machen Sie sich und dem Betroffenen klar, dass er nicht nur aus Krankheit, sondern aus zig verschiedenen liebenswerten Charaktereigenschaften und Fähigkeiten besteht. Das können Sie erreichen, indem Sie vor allem die Seiten des Betroffenen wahrnehmen und fördern, die ihn so sympathisch machen. So kann auch er selbst an sich wieder positive Eigenschaften entdecken und erkennen, dass er so viel mehr ist als nur der Kranke mit Skin Picking.

Vermeiden Sie Kommentare über das Äußere → Kommentare über das Äußere, egal wie lieb gemeint sie sind, verstärken bei Skin Picking-Betroffenen häufig das Gefühl, kritisch beäugt zu werden und als unattraktiv zu gelten. Geben Sie ihm lieber das Gefühl: Ich mag dich so, wie du bist. Das können Sie erreichen, indem Sie positive Charaktereigenschaften, Stärken und Fähigkeiten wertschätzen (siehe auch den vorherigen Abschnitt »Umgang mit unerwünschter Hilfe«).

Übungen unterstützen → Bei gezielten Übungen gegen Skin Picking (siehe »Techniken zur Bewältigung von Skin Picking-Episoden«) können Sie den Betroffenen unterstützen, wenn er das möchte. Dabei sollten Sie aber nicht Druck ausüben oder denken, dass es Ihre Aufgabe ist, den Betroffenen dazu zu bringen, dass er die Übungen ausführt. Die Entscheidung, die Übungen durchzuführen oder auch nicht, sollten Sie bei ihm belassen.

Was Sie tun können, ist zunächst einmal, Aufmerksamkeit dafür zu zeigen, dass der Betroffene sich bemüht, die Übungen durchzuführen. Loben Sie seine Anstrengungen und fragen Sie immer wieder interessiert nach, wie es mit den Übungen läuft. So zeigen Sie, dass Sie ihn in der anstrengenden Phase nicht alleinlassen.

Sie können ihm außerdem Mut zusprechen, wenn Übungen zur Kontrolle von Skin Picking nicht so gut klappen. Akzeptieren Sie, dass Übungen nicht immer gleich gut laufen. Sagen Sie dem Betroffenen, dass das Durchführen dieser Übungen sehr schwierig sein kann und trotz aller Bemühungen manchmal nicht gelingt. Ermutigen Sie ihn, Fehlversuche zu akzeptieren, ohne jemandem dafür die Schuld zu geben. Dann sind die Chancen sehr gut, dass es bei zukünftigen Übungen besser laufen wird.

Vermeiden Sie Co-Abhängigkeit → Diese Idee stammt aus der Alkohol- und Drogentherapie. Co-abhängig zu sein bedeutet, die Erkrankung eher am Leben zu erhalten, statt sie zu beenden. Konkret ist damit z. B. folgendes Verhalten gemeint: Sie nehmen dem Erkrankten unangenehme Dinge wie soziale Herausforderungen ab. Oder Sie lenken immer wieder ein, wenn derjenige aufgrund von Skin Picking nicht zur Arbeit, zu Treffen oder wichtigen Terminen erscheint, sondern sich lieber zu Hause verstecken möchte. Oder Sie unterstützen die Erkrankung, indem Sie z. B. Pickel, Haare oder Hautschuppen entfernen oder die Haut nach einem Skin Picking-Anfall versorgen.

Motivieren Sie zu einer Therapie → Wenn Sie den Eindruck haben, dass der Betroffene es ohne therapeutische Hilfe nicht schafft, sich von Skin Picking zu befreien, so können Sie ihn einfühlsam und mit soliden Argumenten zu einer Therapie motivieren und ihn bei der Therapeutensuche unterstützen. Wenn Ihr Vorschlag jedoch wiederholt auf Ablehnung stößt, so müssen Sie ein Nein akzeptieren, so schwer es auch ist. (Das gilt nur, wenn Betroffene erwachsen sind, nicht für Kinder, für die Sie die Verantwortung haben!) Die Entscheidung für eine Therapie und damit für eine Veränderung muss von der betroffenen Person selbst kommen, Sie können sie nicht für sie treffen. Versuchen Sie dann, sich auf sich selbst zu konzentrieren und Ihr eigenes Leben weiterzuführen. Das ist wichtig, um sich nicht an der Erkrankung aufzureiben und selbst zu einem Nervenbündel zu werden.

Achten Sie auf Ihren eigenen Ausgleich → Nur wenn Sie auch auf Ihre eigene Ausgeglichenheit und Ihre eigenen Bedürfnisse achten, können Sie dem Betroffenen auf Dauer hilfreich zur Seite stehen. Wenn Sie sich selbst sehr belastet fühlen, gibt es auch für Sie die Möglichkeit einer professionellen Beratung oder Therapie. Dies kann dann besonders hilfreich sein, wenn man Unterstützung bei speziellen schwierigen Themen für sich selbst braucht (z. B. Umgang mit eigenem Ärger, wenn Verabredungen kurzfristig abgesagt werden, weil die Partnerin sich nicht aus dem Haus traut; Umgang mit eigener Traurigkeit, wenn es dem Partner schlecht geht) oder wenn die Belastung insgesamt zu stark wird.

Noch mal das Wichtigste

Auch wenn es dem Einzelnen schwerfallen mag, vertraute Personen einzubeziehen, so lohnt es sich häufig doch sehr. Freunde und Familienmitglieder können den Betroffenen emotional sehr unterstützen, indem sie zu ihm halten und ihm zeigen, dass sie ihn mögen, egal ob er seine Haut bearbeitet oder nicht. Nahestehende Menschen können auch helfen, für eine bessere Lebenssituation zu sorgen, oder auch konkret bei Übungen helfen. Gute Voraussetzung für eine sinnvolle Unterstützung ist es, wenn Vertraute sich zunächst über die Erkrankung informieren, bevor man miteinander ins Gespräch kommt.

Das Gespräch mit nahestehenden Personen ist aber nicht immer sinnvoll. Ist die Beziehung von Ambivalenz und Misstrauen geprägt, kann es besser sein, Distanz zu suchen.

Noch ein paar Worte zum Schluss

Wir sind nun am Ende dieses Buches über Skin Picking angekommen. Wir freuen uns, wenn Sie sich nach dieser Lektüre besser informiert und weniger allein mit der Erkrankung fühlen. Wichtig erscheint uns dabei besonders, dass Sie sich selbst mit mehr Wohlwollen und der Erkrankung mit mehr Verständnis begegnen. Dann können Sie Veränderungen leichter in die Tat umsetzen. Auch wenn dies häufig zunächst mühsam erscheinen mag – es lohnt sich. Wir wünschen Ihnen dafür alles Gute!

Dank

Wir möchten an dieser Stelle allen danken, die zum Gelingen dieses Buches beigetragen haben.

An erster Stelle danken wir allen Betroffenen, die uns ihre Geschichte erzählt haben und uns die Erlaubnis gaben, diese in unser Buch einzuflechten. Wir danken Ihnen für Ihre Zeit, Ihren Mut und Ihre Offenheit. Ihre Schilderungen tragen wesentlich dazu bei, die Erkrankung und das damit verbundene Leid besser zu verstehen.

Ein besonderer Dank geht auch an Atti, eine Betroffene, die sich die Zeit genommen hat, eine Vorabversion des Buches durchzulesen und uns wertvolle Anregungen zu geben.

Danken möchten wir auch Angelika Walenta, einer medizinischen Kosmetikerin, die das Buch mit ihrem fundierten Wissen über die kosmetische Versorgung der Haut bereichert hat.

Zum Schluss möchten wir uns beim BALANCE buch + medien verlag bedanken, der mit uns das Wagnis eingegangen ist, ein Buch über eine noch wenig bekannte Erkrankung herauszugeben. Unser besonderer Dank gilt dabei unserer Lektorin Karin Koch für ihre ausgezeichnete fachliche Unterstützung. Ihre motivierende Art war uns eine große Hilfe beim Schreiben dieses Buches.

Adressen und Literaturempfehlungen

Eine sehr gute Anlaufstelle ist die Internetseite der Selbsthilfegruppe Köln von Ingrid Bäumer:

www.skin-picking.de

Auf dieser Seite finden Sie zahlreiche Informationen, Tipps und Adressen rund um das Thema Skin Picking.

Daneben gibt es mittlerweile im Internet sehr viele Angebote für Betroffene, beispielsweise deutsch- und englischsprachige Onlineforen, Beiträge auf YouTube, Skin Picking Apps …, dass wir sie gar nicht alle auflisten können. Geben Sie einfach »Skin Picking« in eine Suchmaschine ein und schauen, welche Seiten Sie ansprechen.

Informationen und Erfahrungsberichte zum Thema Skin Picking

Wir stellen hier nur eine Auswahl vor, besonders im englischen Sprachraum gibt es noch viele weitere Bücher.

Bäumer, I; Schubert, B. (2019): In meiner Haut. Leben mit Skin Picking (3. Aufl.). Frankfurt: Mabuse-Verlag.

Hartlin, A. (2010): Forever marked: a Dermatillomania Diary. Morrisville, North Carolina: lulu.com.

Mehrmann, L. M.; Gerlach, A. L. (2020): Ratgeber Skin Picking: Hilfe bei Dermatillomanie. Berlin: Springer.

Pasternak, A.; Fletcher, T. (2014): Skin Picking: The Freedom to finally stop. Self Publishing.

Pasternak, A. (2020): Skin Picking: The Freedom we found. Self Publishing.

Informationen zu anderen Themen

GÖRLITZ, G. (2019): Selbsthilfe bei Depressionen (7. Aufl.). Stuttgart: Klett-Cotta.

GREVE, N.; OSTERFELD, M.; DIEKMANN, B. (2017): Umgang mit Psychopharmaka (5. Aufl.). Köln: BALANCE buch + medien verlag.

PETERS, A. (Hg.) (2008): Trichotillomanie. Fragen und Antworten zum zwanghaften Haare ausreißen. Lengerich: Pabst.

POTRECK-ROSE, F. (2021): Von der Freude, den Selbstwert zu stärken (15. Aufl.). Stuttgart: Klett-Cotta.

Im Buch verwendete Literatur

BOHNE, A. (2009): Trichotillomanie. Fortschritte der Psychotherapie. Göttingen: Hogrefe.

BOHNE, A.; WILHELM, S.; KEUTHEN, N. J.; BAER, L.; JENIKE, M. A. (2002): Skin picking in German students. Behavior Modification, 26, 320–339.

ÇALIKUSU, C.; YÜCEL, B.; POLAT, A.; BAYKAL, C. (2003): The relation of psychogenic excoriation with psychiatric disorders: a comparative study. Comprehensive Psychiatry, 44, 256–261.

DILLING, H.; MOMBOUR, W.; SCHMIDT, W. H. (2009): Internationale Klassifikation psychischer Störungen (Kapitel V). Bern: Huber.

FLESSNER, C. A.; WOODS, D. W. (2006): Phenomenological characteristics, social problems, and the economic impact associated with chronic skin picking. Behavior Modification, 30, 944–963.

FALKAI, P.; WITTCHEN, H.-U. (2015): Diagnostisches und Statistisches Manual Psychischer Störungen DSM-5. Göttingen: Hogrefe.

FRICKE, S.; HAND, I. (2021): Zwangsstörungen verstehen und bewältigen. Hilfe zur Selbsthilfe (9. Aufl.). Köln: BALANCE buch + medien verlag.

GÖRLITZ, G. (2019): Selbsthilfe bei Depressionen (7. Aufl.). Stuttgart: Klett-Cotta.

GRANT, J. E.; MANCEBO, M. C.; EISEN, J. L.; RASMUSSEN, S. A. (2010): Impulse-control disorders in children and adolescents with obsessive-compulsive disorder. Psychiatry Research, 175, 109–113.

GRANT, J. E.; MANCEBO, M. C.; PINTO, A.; EISEN, J. L.; RASMUSSEN, S. A. (2006): Impulse control disorders in adults with obsessive compulsive disorder. Journal of Psychiatric Research, 40, 494–501.

GRANT, J. E.; MENARD, W.; PHILLIPS, K. A. (2006): Pathological skin picking in individuals with body dysmorphic disorder. General Hospital Psychiatry, 28, 487–493.

GRANT, J. E.; ODLAUG, B. L. (2010): Update on pathological skin picking. Current Psychiatry Reports, 11, 283–288.

GREVE, N.; OSTERFELD, M.; DIEKMANN, B. (2017): Umgang mit Psychopharmaka (5. Aufl.). Köln: BALANCE buch + medien verlag.

GRIESEMER, R. D. (1978): Emotionally triggered disease in a dermatologic practice. Psychiatric Annals, 8, 407–412.

HAYES, S. L.; STORCH, E. A.; BERLANGA, L. (2009): Skin picking behaviors: An examination of the prevalence and severity in a community sample. Journal of AnxietyDisorders, 23, 314–319.

Keuthen, N. J.; Deckersbach, T.; Wilhelm, S.; Hale, E.; Fraim, C.; Baer, L.; O'Sullivan, R. L.; Jenike, M. A. (2000): Repetitive Skin Picking in a student population and comparison with a sample of self-injurious skin-pickers. Psychosomatics, 41, 210–215.

Keuthen, N. J.; Koran, L. M.; Aboujaoude, E.; Large, M. D.; Serpe, R. T. (2010): The prevalence of pathologic skin-picking in US adults. Comprehensive Psychiatry, 51, 183–186.

Lochner, C.; Roos, A.; Stein, D. J. (2017): Excoriation (skin-picking) disorder: a systematic review of treatment options. Neuropsychiatric Disease and Treatment, 13, 1867–1872.

Moritz, S.; Fricke, S.; Treszl, A.; Wittekind, C. (2012): Do it yourself! Evaluation of self-help habit reversal training in pathological skin picking. A pilot study. Journal of Obsessive-Compulsive and Related Disorders, 1, 41–47.

Neziroglu, F.; Rabinowitz, D.; Breytman, A.; Jacofsky, M. (2008): Skin picking phenomenology and severity comparison. Journal of Clinical Psychiatry, 10, 306–312.

Peters, A. (Hg.) (2008): Trichotillomanie. Fragen und Antworten zum zwanghaften Haare ausreißen. Lengerich: Pabst.

Potreck-Rose, F. (2021): Von der Freude, den Selbstwert zu stärken (15. Aufl.). Stuttgart: Klett-Cotta.

Stein, D. J.; Chamberlain, S. R.; Fineberg, N. (2006): An A-B-C model of habit disorders: hair-pulling, Skin Picking, and other stereotypic conditions. CNS Spectrums, 11, 824–827.

Twohig, M. P.; Woods, D. W. (2001): Habit Reversal as a treatment for chronic skin picking in typically developing adult male siblings. Journal of Applied Behavior Analysis, 34, 217–220.

Wietig, C.; Williams, S.; Reuther, T.; Davids, M. & Kerscher, M. (2007): Zum ästhetischen Wertewande in Kultur und Kosmetik. In: Jung, E. G. (Hg.): Kleine Kulturgeschichte der Haut, 189–195. Darmstadt: Steinkopff.

Wilhelm, S.; Keuthen, N. J.; Deckersbach, T.; Engelhard, I. M.; Forker, A. E.; Baer, L.; O'Sullivan, R. L; Jenike, M. A. (1999): Self-injurious skin picking: clinical characteristics and comorbidity. Journal of Clinical Psychiatry, 60, 454–459.

Dem Leben einen Dreh geben

»Gesund zu werden war für mich ein Prozess des Lernens. Damit ist es wie mit anderen Dingen, die man gelernt hat, Fahrradfahren oder Lesen zum Beispiel: Wenn man es erst einmal gelernt hat, muss wirklich einiges geschehen, dass man es wieder verlernt.« ARNHILD LAUVENG

Eine heilsame, offene und engagierte Haltung sich selbst und anderen gegenüber kann jeder Mensch durch Üben lernen. Ich finde es sehr ermutigend zu wissen, dass inzwischen die moderne neurologische und psychologische Forschung bestätigt hat, dass Mitgefühl, ähnlich einem Muskel, trainierbar ist (DAVIDSON 2018). In diesem Kapitel stelle ich dir deswegen eine Auswahl von Übungen vor, mit denen du Beruhigung und Mitgefühl schrittweise erfahren, lernen und wie einen Muskel aufbauen kannst.

Das Üben zählt, nicht das Ergebnis

Es ist wichtig, dass du dich in deinem eigenen Tempo an die Übungen herantastest. Regelmäßiges Training wird dir helfen, dein Beruhigungs- und Fürsorgesystem zu aktivieren. Behalte im Blick, dass es bei diesen Übungen nicht in erster Linie darum geht, einen bestimmten körperlichen oder emotionellen Zustand anzustreben. Es ist die Absicht, etwas Gutes für unsere Gesundheit zu tun, die unserem Leben einen Dreh verleiht, und nicht ein Ziel, dem wir keuchend hinterherlaufen.

Der springende Punkt ist, dass wir ohne Voreingenommenheit und überhöhte Erwartungen an die Übungen herangehen: mit Offenheit und unserem Anfängergeist, der nicht schon alles besser weiß, sondern neugierig bleibt. Dann können sich langfristig Beruhigung und angenehme Empfindungen einstellen.

Das Gemeinsame aller Übungen ist, dass sie uns mit unserem Beruhigungs- und Fürsorgesystem verlinken und es aktivieren. Diese Erfahrung kann jeder machen, es braucht vor allem geduldiges Dranbleiben. Durch das Wiederholen dieser Erfahrung bilden Nervenzellen neue und stärkere Verknüpfungen aus. Dadurch werden die Momente der Geborgenheit und Sicherheit immer mehr. Das Erstaunliche ist, dass bereits kurzes und regelmäßiges Üben von nur fünf bis zehn Minuten pro Tag sich über die Zeit positiv auf unsere Gesundheit auswirken kann (vgl. z.B. Xu u.a. 2017).

Einige Übungen werden dir leichtfallen, andere werden dir richtig schwer vorkommen. Beginne mit Übungen, die dich spontan ansprechen. Bleibe für eine Weile dabei, um Erfahrungen sammeln zu können. Am besten achtest du gleich von Beginn an auf Hindernisse, die sich dir beim Üben in den Weg stellen. Sie gehören dazu und sind keine Anzeichen dafür, dass mit dem Üben etwas nicht gut läuft. Sie zeigen einfach unsere Schwierigkeiten auf, uns selbst eine freundliche Aufmerksamkeit entgegenzubringen.

Für Menschen, die in ihrer Seele verletzt wurden oder an einer psychischen Erkrankung leiden, können Selbstberuhigung und Selbstfürsorge manchmal Widerwillen und abstoßende und beängstigende, unangenehme Gefühle wecken. Falls du bemerkst, dass dich die Übungen emotionell stark belasten oder sie dich zu destabilisieren drohen, überlege dir therapeutische Hilfe zu suchen, um die Übungen in einem sicheren Rahmen kennenlernen zu können.